LA VACCINATION PRÉVENTIVE

DE

LA TUBERCULOSE

PAR LE BCG

(Bacille Calmette-Guérin)

PAR

A. CALMETTE

MEMBRE DE L'ACADÉMIE DES SCIENCES ET DE L'ACADÉMIE DE MÉDECINE
SOUS-DIRECTEUR DE L'INSTITUT PASTEUR

PARIS
MASSON ET Cie, ÉDITEURS
LIBRAIRES DE L'ACADÉMIE DE MÉDECINE
120, BOULEVARD SAINT-GERMAIN (6e)

1928

LA VACCINATION PRÉVENTIVE
DE
LA TUBERCULOSE
PAR LE BCG
(BACILLE CALMETTE-GUÉRIN)

LA VACCINATION PRÉVENTIVE

DE

LA TUBERCULOSE

PAR LE BCG

(Bacille Calmette-Guérin)

PAR

A. CALMETTE

MEMBRE DE L'ACADÉMIE DES SCIENCES ET DE L'ACADÉMIE DE MÉDECINE
SOUS-DIRECTEUR DE L'INSTITUT PASTEUR

PARIS

MASSON ET Cie, ÉDITEURS

LIBRAIRES DE L'ACADÉMIE DE MÉDECINE

120, BOULEVARD SAINT-GERMAIN (6e)

1928

LA VACCINATION PRÉVENTIVE

DE

LA TUBERCULOSE

PAR LE BCG

(Bacille Calmette-Guérin (1).)

L'un des faits les plus curieux et les plus inattendus que les recherches expérimentales ont récemment mis en évidence est que, surtout dans les agglomérations urbaines, la plupart des êtres humains se vaccinent spontanément dès leur plus jeune âge parce qu'il leur arrive d'absorber, soit avec leurs aliments, soit par les diverses surfaces muqueuses, soit même, dans certaines conditions, par la peau, *quelques unités de bacilles tuberculeux*. Ceux-ci sont tellement répandus dans les milieux qui nous entourent, ils sont si facilement disséminés par la toux ou les produits d'expectoration des malades phtisiques, par les poussières, par les mouches, par le lait non pasteurisé ou non bouilli, et même par les excrétions intestinales des sujets apparemment sains mais porteurs de lésions tuberculeuses occultes, qu'ils sont à peu près inévitables, et les précautions que l'on peut prendre pour s'y soustraire ne réussissent qu'exceptionnellement à nous en préserver.

Or, ces contaminations très légères, réalisées par quelques bacilles, ne provoquent dans l'organisme aucun trouble physiologique. Le plus souvent elles se bornent à le sensibiliser à l'égard de la tuberculine, et cette sensibilisation, d'ailleurs inconstante, est tantôt fugace, tantôt durable. Elles sont, en

(1) Rapport présenté à la Conférence Internationale du BCG réunie à Paris du 15 au 18 octobre 1928.

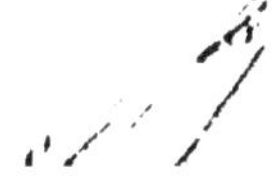

général, bien tolérées et, ce qui est plus surprenant, elles déterminent, à la condition expresse qu'elles ne se renouvellent pas avant un délai suffisamment long, un état particulier d'immunité qui rend ultérieurement inoffensives, pour le même sujet, d'autres infections plus abondantes.

Cette sorte d'immunité, traduite par la *résistance aux réinfections*, ne se manifeste (comme dans la syphilis et dans les piroplasmoses) qu'autant que l'organisme héberge quelques éléments du parasite spécifique, et à la condition expresse que ces éléments soient *vivants*, mais en assez petit nombre et assez peu virulents pour ne pas déterminer des lésions graves ou des troubles fonctionnels incompatibles avec la vie.

On ne réussit pas à l'obtenir, sinon pour un laps de temps très court, en utilisant les bacilles tués par le chauffage ou par divers agents physiques ou chimiques, non plus qu'en substituant à ceux-ci les substances variées qu'on en peut extraire.

C'est pour cette raison que Mafucci d'abord en 1889, puis Mac Faydean, Pearson et Gilliland, et ensuite Behring avec Römer et Ruppel en 1902, proposèrent d'utiliser, pour la vaccination des bovidés, le bacille du type *humain* dont Théobald Smith avait, le premier, montré la faible virulence pour l'espèce bovine.

Qu'il suffise de rappeler ici que, si les vastes expériences entreprises en divers pays en vue d'appliquer pratiquement la méthode de bovo-vaccination préconisée par Behring n'ont pas été poursuivies, ce fut surtout parce qu'on a constaté que les animaux, auxquels des bacilles de type humain avaient été inoculés sous la peau ou dans les veines, éliminaient par intermittences, et souvent pendant longtemps, avec leurs déjections ou avec leur lait, des germes qui, n'étant pas toujours privés de virulence pour le cobaye, pouvaient être dangereux pour l'homme et pour d'autres animaux sensibles.

Dans l'espoir d'éviter ces inconvénients, d'autres expérimentateurs cherchèrent à vacciner les bovidés avec des bacilles d'origine aviaire (Mac Faydean, Sheather, Edwards et Minett, 1913). En France H. Vallée s'est servi d'un bacille d'origine équine, peu virulent pour les rongeurs de laboratoire. Gérald Webb et W. Williams, aux États-Unis, puis récemment Selter, à Bonn, n'ont pas hésité à inoculer, non seulement aux animaux, mais même à des enfants de divers âges, de très faibles doses de bacilles virulents d'origine humaine.

On peut difficilement imaginer que l'emploi de bacilles virulents pour l'homme, ou pour les animaux domestiques y compris les oiseaux de basse-cour, ait jamais la moindre chance d'entrer dans la pratique, car les sujets ainsi *infectés* et non *vaccinés* demeurent fatalement sous la menace constante d'une généralisation tuberculeuse pouvant survenir à la suite de la caséification lente d'un tubercule.

Comme nous étions depuis longtemps convaincu de cette vérité, nous avons, avec C. Guérin, cherché, dès 1908, à obtenir une race de bacilles tuberculeux qui fût réellement et définitivement atténuée au sens de Pasteur, c'est-à-dire rendue inapte à produire, dans l'organisme des animaux les plus sensibles, des lésions tuberculeuses réinoculables.

Les recherches expérimentales que nous avions poursuivies jusqu'alors sur l'infection tuberculeuse par les voies digestives nous avaient montré qu'avec la bile pure on peut préparer des émulsions très fines et stables de bacilles, et que ces émulsions biliées sont particulièrement favorables à l'absorption intestinale. Pour obtenir des cultures plus facilement émulsionnables, nous avons eu l'idée d'ensemencer les bacilles sur des milieux constitués essentiellement par de la *bile de bœuf pure* et nous avons constaté que, malgré la forte alcalinité de ces milieux, la culture se développait en présentant un aspect très particulier qui la faisait ressembler, sur pommes de terre cuites dans la bile de bœuf glycérinée à 5 p. 100, aux cultures du bacille de la morve.

Sous l'influence continue de la bile, la constitution physico-chimique de l'enveloppe ciro-graisseuse du bacille se modifie, ainsi que l'ont démontré les analyses faites par Albert Berthelot, et ses propriétés pathogènes se transforment graduellement, de telle sorte qu'après trente cultures successives sur bile l'atténuation de la virulence était déjà manifeste pour le jeune bovin. Après 230 cultures, les réensemencements étant faits tous les vingt à vingt-cinq jours (ce qui a nécessité un laps de temps de treize années), le bacille était devenu incapable de provoquer, même aux fortes doses de 1 à 2 centigrammes chez le cobaye, des lésions tuberculeuses réinoculables, et les altérations pathologiques qu'à ces fortes doses il est susceptible de produire disparaissent spontanément en quelques semaines ou quelques mois, sans laisser de traces, même de sclérose.

Les essais que nous avons alors tentés pour rendre à ce bacille héréditairement atténué sa virulence initiale par passages successifs sur les animaux sensibles ayant régulièrement échoué, il apparaissait évident, d'après nos expériences, que nous étions en possession d'une souche de bacilles-vaccins apparemment inoffensifs pour toutes les espèces animales tuberculisables. Cette souche, qui a été étudiée depuis par beaucoup d'expérimentateurs, est généralement connue sous la dénomination de *BCG*.

I. — Preuves expérimentales de l'innocuité du BCG pour toutes les espèces animales.

Lorsqu'on introduit par injection sous-cutanée, intrapéritonéale, intraveineuse, intra-oculaire, intrarachidienne ou intracranienne, jusqu'à 1 milligramme de BCG dans l'organisme du cobaye ou du lapin, on ne détermine chez ces animaux aucune lésion présentant les caractères des lésions tuberculeuses. Des doses plus fortes, 5, 10, 20 milligrammes et au-dessus, injectées sous la peau, provoquent la formation d'un abcès froid qui, après évacuation de son contenu, guérit spontanément et qui ne détermine qu'une légère et fugace tuméfaction des ganglions voisins. En injections intrapéritonéales ou intraveineuses, ces fortes doses font apparaître sur l'épiploon et le péritoine, ou dans les organes viscéraux (poumons, foie, rate), des nodosités tuberculeuses qui, après quelques semaines ou (suivant la dose inoculée) quelques mois, se résorbent et disparaissent sans que la santé de l'animal en soit altérée.

Si l'on sacrifie pendant la période réactionnelle les animaux ainsi inoculés, alors que leurs organes renferment de petits tubercules, et qu'on réinocule aseptiquement ceux-ci, — après les avoir broyés et émulsionnés, — à des animaux neufs, ces derniers restent parfaitement indemnes et ne contractent pas la tuberculose.

Les inoculations sous-cutanées ou intravasculaires de 50 ou

100 milligrammes de BCG finement émulsionné sont bien supportées par les bovidés, jeunes ou adultes, indemnes de toute infection tuberculeuse préexistante (non réagissants à la tuberculine). Le BCG est également inoffensif pour les singes de toute espèce, y compris les anthropoïdes, ainsi que pour les chevaux, les chèvres, les moutons, les porcs, les chiens, et pour les animaux de basse-cour.

L'homme sain peut en recevoir impunément 1 milligramme dans les veines, et les sujets tuberculeux eux-mêmes ne sont pas incommodés par les injections sous-cutanées de doses allant jusqu'à 1 centigramme. Ces injections provoquent seulement la formation d'abcès froids au lieu d'inoculation, sans que les ganglions lymphatiques voisins se tuméfient.

Administrées *per os*, les doses de 1 centigramme répétées trois fois à quarante-huit heures d'intervalle ne déterminent aucun trouble physiologique chez les jeunes enfants, ni chez les jeunes animaux à la mamelle.

Tous ces faits, établis par nos expériences, ont été confirmés par un grand nombre d'expérimentateurs parmi lesquels R. Kraus, Gerlach, H. Schrötter, Prausnitz, Kolle, Kirchner, Lud. Lange (du Reichsgesundheitsamt), Aldershoff, Stanley Griffith, Lyle Cummins, O'Brien, William Park, A. Ascoli, Cantacuzène, Tzeknowitzer et la Commission ukrainienne, Silberschmidt, Georges Blanc, Carlos Chagas, Arena, Martirene, Fontecilla, Imamura et Takahashi, etc... Bruno Lange et K. Lydtin, à l'Institut Robert Koch, ont montré, en outre, que l'inhalation d'émulsions de BCG était inoffensive.

II. — Preuves expérimentales de l'efficacité préventive du BCG à l'égard de l'infection tuberculeuse virulente.

La première démonstration des effets protecteurs du BCG vis-à-vis d'une infection virulente d'épreuve a été fournie par les expériences que nous avons publiées en 1913 et 1914 dans les *Annales de l'Institut Pasteur* (1).

Ces expériences ont montré que les jeunes bovins qui ont

(1) *Annales de l'Institut Pasteur*, 27, février 1913 et 28, avril 1914.

reçu impunément du BCG dans les veines peuvent, un mois plus tard, être éprouvés avec une dose de bacilles virulents mortelle en cinq à six semaines pour les témoins. Les animaux ainsi vaccinés et éprouvés conservent, vivants et virulents, dans leurs ganglions (bronchiques principalement) des bacilles d'épreuve jusqu'à dix-huit mois, sans que jamais ces bacilles manifestent leur présence dans l'organisme par des lésions tuberculeuses évolutives.

Une partie de ces bacilles est éliminée dans les milieux extérieurs, surtout par les déjections. Les autres sont tolérés et demeurent inoffensifs aussi longtemps que persiste la prémunition réalisée par les bacilles vaccins *vivants*.

Dans nos expériences, la durée de cette protection à l'égard des infections virulentes d'épreuve a été d'au moins dix-huit mois chez les bovidés. Chez les rongeurs de laboratoire elle ne s'étendait pas au delà de quelques semaines. Chez le cobaye elle s'est révélée très fugace, comme l'ont montré les expériences de A. Boquet et L. Nègre, puis celles de Remlinger et Bailly qui ont porté sur un grand nombre d'animaux, et plus récemment par celles de la Commission ukrainienne. Elle est, au contraire, manifeste et prolongée vis-à-vis des contaminations naturelles (cohabitation infectante) chez les animaux tels que le singe, dont la vie est beaucoup plus longue, et il en est certainement ainsi chez l'homme. Les expériences faites par Wilbert sur les chimpanzés en Guinée sont très probantes à cet égard. Elles ont été confirmées par celles, plus récentes, de Kraus et Gerlach.

D'autres démonstrations des effets protecteurs du BCG vis-à-vis de l'infection tuberculeuse naturelle ont été fournies par nos expériences de cohabitation étroite et prolongée de bovidés vaccinés avec des bovidés tuberculeux (1) et par celles réalisées dans la pratique rurale par C. Guérin, A. Richart et M. Boissière (2), par A. Ascoli en Italie, plus récemment au Brésil par de Assis et Dupont, au Canada par la Commission d'expériences d'Edmonton (rapporteur : Dr Rankin), etc...

L'innocuité du BCG pour toutes les espèces animales sensibles

(1) *Annales de l'Institut Pasteur*, **34**, septembre 1920, p. 553.
(2) *Annales de l'Institut Pasteur*, **41**, mars 1927.

à l'infection tuberculeuse et son efficacité préventive de l'infection naturelle ou artificiellement provoquée étant ainsi démontrées, il était indiqué d'essayer son utilisation pour la protection de l'espèce humaine.

III. — La vaccination préventive ou « prémunition » doit viser à protéger le jeune enfant, dès après sa naissance, contre la contagion naturelle.

L'infection bacillaire étant beaucoup plus grave pour le jeune enfant, surtout pendant les premiers mois de son existence, que pour l'enfant plus âgé et que pour l'adulte, il est d'autant plus nécessaire de tâcher de le protéger *dès après sa naissance* qu'à cette époque de la vie il est sous la complète dépendance de sa mère et des personnes qui lui donnent des soins. Or, lorsque celles-ci sont bacillifères, les risques de contagion sont tels que l'enfant n'y échappe presque jamais. C'est pourquoi la mortalité tuberculeuse est si considérable, au cours de la première année, parmi les enfants nés ou élevés en milieu tuberculeux. On peut discuter sur les chiffres qui ont été indiqués par divers auteurs et par nous-même à ce sujet, puisque dans aucun pays il n'existe de statistique officielle portant exclusivement sur les enfants *nés de parents tuberculeux*; mais tous les phtisiologues sont d'accord pour admettre, d'une part, que les nouveau-nés exposés à la contagion familiale tuberculeuse succombent en grand nombre avant d'avoir atteint leur deuxième année, et d'autre part que les formes de tuberculose qui évoluent pendant l'adolescence ou à l'âge adulte sont, le plus souvent, les résultantes d'une infection contractée dans le tout jeune âge, non plus par quelques *unités* de bacilles, mais par un plus grand nombre, et qui est demeurée latente ou occulte jusqu'à ce que diverses circonstances favorisantes soient intervenues.

Si la vaccination préventive de l'infection tuberculeuse est possible, celle-ci doit donc être effectuée chez l'enfant *dès les premiers jours après sa naissance*, parce que c'est seulement à cet âge que — sauf les cas relativement rares d'infection *in utero* par l'ultravirus ou par le virus tuberculeux — l'on peut espérer s'adresser à des sujets encore indemnes de toute infection bacillaire préexistante ; mais comme, d'autre part, cette vaccination ne saurait être immédiate, qu'elle a besoin d'un certain délai pour s'établir (environ vingt-cinq jours avec le BCG d'après l'expérimentation sur les animaux), on devra s'efforcer d'éviter, pendant cette phase négative, par des mesures de séparation ou d'isolement, ou tout au moins par des précautions hygiéniques rigoureuses, que le jeune sujet artificiellement prémuni soit exposé à des contagions virulentes.

IV. — Possibilité d'utiliser, pour vacciner les enfants nouveau-nés, la voie buccale, en raison de ce fait que, pendant les premiers jours de la vie, l'intestin est très perméable aux microbes.

La vaccination des enfants, dans les premiers jours qui suivent leur naissance, pourrait être effectuée — comme celle des jeunes animaux de l'espèce bovine — par *injection sous-cutanée* d'une petite quantité d'émulsion fraîche de BCG. Mais, outre que de telles injections chez les nouveau-nés seraient difficilement acceptées par les familles, elles présentent l'inconvénient de provoquer chez quelques sujets un petit abcès froid, d'ailleurs inoffensif, dont l'évacuation spontanée peut être gênante.

C'est pourquoi on a trouvé préférable de s'adresser à la voie buccale en profitant de ce fait que la muqueuse intestinale du jeune enfant âgé de moins de deux semaines, comme celle des jeunes animaux à la mamelle, n'est encore constituée que par des cellules incomplètement différenciées, douées d'un pouvoir phagocytaire intense et susceptibles d'absorber et de transporter, dans la circulation lymphatique et sanguine, les microbes introduits dans le tube digestif. Ce phénomène — signalé d'abord par C. Weigert — a été mis en évidence par Disse (1). Plus tard, Römer et Behring, Ehrlich, Vaillard, puis Ramon et Grasset, A. Boquet, P. Nélis et L. Van Boeckel, ont montré que non seulement les microbes mais même les toxines passent avec une grande facilité à travers la muqueuse

(1) *Deutsch. Med. Woch.*, n° 1, 1903.

intestinale des animaux nouveau-nés, tandis que ce passage ne se produit plus qu'irrégulièrement et avec moins d'intensité chez les animaux adultes.

Dans des publications récentes, Pirquet et ses élèves E. Nobel, Chiari et Solé, ont contesté, sans apporter d'ailleurs aucune preuve expérimentale de leur opinion, que les enfants nouveau-nés puissent être vaccinés par cette voie. Ils ne croient pas à l'absorption des microbes par l'intestin.

Il est cependant facile de se convaincre que cette absorption a lieu, d'abord parce qu'*on les retrouve au bout de six mois et davantage dans l'organisme des enfants vaccinés morts de maladies non tuberculeuses* (Calmette, C. Debarge et R. Girod, Zeyland et Mme Piezecka-Zeyland), et aussi parce que, comme nous l'avons démontré avec C. Guérin (1) chez les bovidés et chez les rongeurs de laboratoires, les bacilles ainsi absorbés sont éliminés en grande partie par les voies biliaires et par l'intestin. Une expérience fort démonstrative à cet égard a été faite à l'Institut Pasteur par A. Boquet (2) avec le *bacille de la fléole* (Thimotée-Bacillus) qu'on peut cultiver dans les milieux usuels. Il suffit de faire ingérer à des cobayes, même adultes, à jeun depuis vingt-quatre heures, quelques centigrammes de ce microbe avec de la mie de pain, de sacrifier ensuite ces animaux après des temps variables, et d'ensemencer, d'une part, le sang du cœur, d'autre part, le contenu de leur vésicule biliaire sur pomme de terre glycérinée ou sur le milieu de Dorset-Petroff. On constate alors que le sang et la bile, prélevés ainsi trois ou quatre heures après le repas infectant, donnent presque toujours lieu à un développement de colonies pures du bacille de la fléole, alors qu'après un délai plus long les ensemencements sont le plus souvent stériles.

D'autres preuves de l'absorption des bacilles tuberculeux par l'intestin ont été récemment fournies par les recherches de P. Nélis seul ou avec L. Van Boeckel, qui ont démontré la fixation rapide du BCG dans les organes lymphatiques et dans les poumons, déjà quelques heures après un seul repas d'ali-

(1) *C. R. Acad. des Sc.*, **148**, 1909, p. 601 et *Annales de l'Institut Pasteur*, **27**, 1913, p. 162.
(2) *C. R. Soc. de Biol.*, **96**, 1927, p. 176.

ments stériles additionnés de BCG. Cette absorption est surtout intense et rapide chez les très jeunes animaux (cobayes et lapins à la mamelle). P. Nélis a également cherché à préciser le moment d'apparition et la durée de la réaction intradermo-tuberculinique chez le cobaye adulte, après ingestion de BCG. Il a constaté ainsi que la sensibilisation à la tuberculine apparaît entre le premier et le deuxième mois après trois injections (à quarante-huit heures d'intervalle) et qu'elle se maintient six à dix mois, puis disparaît. Il n'est donc pas contestable que l'administration par voie buccale du BCG soit un procédé parfaitement utilisable chez le nouveau-né, et nous verrons plus loin que son efficacité ne peut plus être mise en doute.

Par contre, on ne saurait nier que, pour l'enfant qui a dépassé l'âge de deux semaines, pour l'adolescent et pour l'adulte, seule la vaccination par voie sous-cutanée peut être envisagée. Nous y reviendrons en relatant les expériences déjà faites à ce sujet.

V. — Premiers essais de prémunition réalisés en 1921-1922. Leurs résultats encourageants ont décidé l'Institut Pasteur à étendre l'expérience.

Puisque nous avions acquis la certitude de l'innocuité du BCG injecté ou absorbé, même à forte dose, par voie buccale, chez un grand nombre d'animaux de toutes espèces, nous nous sommes cru autorisé à partager avec notre collègue le Dr Weill-Hallé, médecin des hôpitaux de Paris, et directeur de l'École de Puériculture de la Faculté de Médecine, la responsabilité d'une expérience qu'il nous a proposé de tenter, en juillet 1921, sur un nourrisson fatalement voué à l'infection tuberculeuse en raison de sa cohabitation inévitable avec sa grand'mère phtisique, — la mère, également phtisique, étant morte aussitôt après la naissance de l'enfant. On fit ingérer à celui-ci, dans une petite cuillerée de lait, trois doses de 2 milligrammes de culture fraîche de BCG, respectivement les troisième, cinquième et septième jours, soit au total 6 milligrammes. Aucun incident ne s'ensuivit. Cet enfant s'est développé normalement et est resté depuis parfaitement indemne.

De juillet 1921 à juillet 1924, nos collaborateurs B. Weill-Hallé, Turpin et Mlle Coloni ont ainsi, d'accord avec nous, vacciné 317 enfants qu'ils ont pu suivre régulièrement, dont 67 nés et élevés en milieu bacillifère et les autres en milieu apparemment indemne. Les doses de BCG reçues par eux avaient été portées à 3 centigrammes au total. Jusqu'en janvier 1927, un seul décès par tuberculose fut constaté parmi eux, et il s'agissait d'un enfant âgé de quatre mois, qui avait été allaité, dès après sa naissance et pendant trois mois, par sa mère tuberculeuse jusqu'à l'entrée de celle-ci à l'hôpital où elle devait bientôt succomber.

Sauf quatorze de ces enfants, qui étaient morts de maladies diverses non tuberculeuses, tous les autres s'étaient parfaitement bien développés et n'avaient présenté aucun trouble fonctionnel, ni aucun arrêt dans leur accroissement pondéral.

Dans ces conditions, la preuve de l'innocuité du BCG pour le nourrisson comme pour les divers animaux, jeunes ou adultes, sensibles à la tuberculose, paraissant évidente, on résolut de poursuivre l'expérience, non seulement dans les services hospitaliers d'accouchements, mais aussi dans la clientèle des dispensaires antituberculeux et des médecins qui en exprimeraient le désir.

C'est ainsi qu'à partir du 1er juillet 1924 l'Institut Pasteur s'est mis en mesure de répondre à toutes les demandes qui lui étaient adressées et un service de préparation et de distribution gratuite de vaccin fut organisé pour desservir toute la France. En même temps des semences de BCG étaient mises à la disposition de tous les laboratoires étrangers.

L'innocuité de la méthode apparaissant indubitable, il s'agissait désormais de réunir des éléments d'information aussi nombreux et aussi précis que possible pour juger si elle est efficace, ainsi que l'expérimentation sur les jeunes animaux de l'espèce bovine et celle réalisée sur les singes anthropoïdes *en milieu indemne*, à Kindia (Guinée française), nous en avaient convaincus.

VI. — Mortalité par tuberculose et mortalité générale des enfants du premier âge, nés ou élevés en milieu bacillifère.

Pour porter un jugement sur la valeur du BCG comme *instrument de prophylaxie antituberculeuse*, il faut évidemment attendre que nous soit mieux connue la durée de l'immunité conférée par la première vaccination qui a suivi la naissance et, éventuellement, par les revaccinations ultérieures.

Mais nous pouvons dès maintenant nous rendre compte des effets du vaccin sur la décroissance de la *mortalité tuberculeuse* et de la *mortalité générale des enfants du premier âge*, à la condition que nous soient fournis des éléments de comparaison convenables.

Ces éléments de comparaison, il est impossible de les emprunter aux statistiques démographiques que publient régulièrement les États civilisés. Sauf dans quelques États de la grande République américaine et, depuis peu, en Grande-Bretagne, il n'existe pas de déclaration obligatoire des cas mortels de tuberculose. Les chiffres par lesquels on indique la mortalité par tuberculose aux divers âges ne sont pour nous d'aucune utilité, d'abord parce qu'ils sont inexacts du fait de la non-déclaration, et ensuite parce qu'ils portent sur l'ensemble de la population et non pas seulement sur les sujets *nés* ou *élevés en milieu bacillifère*, qui nous intéressent spécialement.

Les statistiques hospitalières ne sont pas davantage utilisables parce qu'elles portent exclusivement sur des malades, de sorte que la proportion des morts par tuberculose aux divers âges de la vie s'y trouve beaucoup plus considérable que dans les familles dont un ou plusieurs membres sont tuberculeux.

Nous n'avons donc pas d'autre ressource que de chercher nous-même à nous procurer, auprès des dispensaires antituberculeux, aujourd'hui nombreux en France et dans beaucoup d'autres pays, des renseignements sur le sort des enfants appartenant aux familles surveillées par ces institutions que dirigent, en général, des médecins spécialisés en phtisiologie, et des infirmières visiteuses instruites et dévouées.

En 1925, nous avions entrepris une enquête auprès de tous

les dispensaires alors existants, et nous avions reçu 99 réponses que nous pouvions résumer ainsi :

Sur 1.364 enfants nés en 1922 de 1.362 mères tuberculeuses (il y avait eu deux naissances gémellaires), *327*, soit *24 p. 100*, avaient succombé à des maladies présumées tuberculeuses *au cours de leur première année.*

Ce chiffre était déjà très inférieur à celui (80 p. 100) qu'avaient indiqué Léon Bernard, Robert Debré et Marcel Lelong pour les enfants parisiens nés de mères tuberculeuses et que l'Œuvre du Placement familial des Tout-Petits n'avait pas pu accueillir. Il était très inférieur aussi à ceux publiés par le professeur Forssner de (Stockholm) (70 p. 100), par le professeur J. Parisot (de Nancy) (53 p. 100 jusqu'à deux ans), par P. de Elizalde (de Buenos Aires) (79 p. 100 jusqu'à un an). Par contre, il était légèrement supérieur à celui relevé par la Ligue nationale belge contre la Tuberculose (20 p. 100), et très supérieur à ceux de R. Kjer-Petersen et J. Ostenfield (de Copenhague) (7,8 p. 100), et de Williams Park pour les Etats-Unis (7,6 p. 100).

L'enquête auprès des 204 dispensaires antituberculeux ou offices d'hygiène sociale avait — ce que ne pouvait pas nous procurer la seconde — le très grand avantage de fournir, par le dépouillement des fiches sociales de ces institutions, des renseignements très précis sur les enfants *non vaccinés* ou *vaccinés* appartenant à des familles vivant dans les mêmes conditions sociales, de mêmes milieux, également surveillées par les mêmes médecins et par les mêmes infirmières. Il devait donc être aisé d'établir une comparaison aussi exacte que possible, non seulement de la *mortalité tuberculeuse* dans les groupes des non-vaccinés et des vaccinés, mais aussi de la *mortalité générale* pour chacun de ces groupes, et les chiffres fournis par celle-ci sont manifestement indiscutables, quelles que puissent être les erreurs de diagnostic. Il est évident que s'il est démontré que cette *mortalité générale* (par toutes causes de maladies) est notoirement moindre dans le groupe des *vaccinés* que dans celui des *non-vaccinés* formant la clientèle des dispensaires, toutes autres conditions étant égales d'ailleurs, c'est que la vaccination par le BCG est efficace à préserver les enfants de la contagion dans les familles tuberculeuses, et c'est aussi la meilleure démonstration clinique à ajouter aux preuves expérimentales de la parfaite innocuité de la méthode.

Etablissons donc d'abord, d'après les réponses qui nous ont été envoyées par les 204 dispensaires, quelle a été, en 1925, 1926 et 1927, la *mortalité par tuberculose* et la *mortalité générale* des enfants contrôlés et surveillés par ces institutions et *non vaccinés*.

Ces enfants sont au nombre total de *4.851* dont *1.989 nés de mères tuberculeuses* et *2.865 nés et élevés en milieu bacillifère*.

Les résultats statistiques des vaccinations qui ont été publiés antérieurement par nous-même et par divers expérimentateurs ou cliniciens en France et dans d'autres pays ayant été l'objet de critiques de la part de statisticiens professionnels tels que le Prof[r] M. Greenwood en Grande-Bretagne, Rosenfeld, Götz en Autriche, nous avons résolu de faire une nouvelle et vaste enquête en nous adressant :

1° D'une part, à tous les dispensaires antituberculeux ou offices d'hygiène sociale contrôlés en France par le ministère de l'Hygiène et fonctionnant au moins depuis quatre années complètes (ces dispensaires ou offices étaient au 1er juillet 1928 au nombre de 204 et tous ont très obligeamment répondu au questionnaire qui leur avait été adressé);

2° D'autre part, à tous les médecins, au nombre de 972, qui ont procédé, du 1er juillet 1924 au 1er juillet 1927, donc depuis un an au moins et quatre ans au plus, à la prémunition par le BCG d'enfants nés de mères tuberculeuses ou élevés en milieu notoirement bacillifère.

1° *Enfants en contact tuberculeux non vaccinés au BCG, nés de mères tuberculeuses, non séparés* : *1.989* :

a) Nés en 1925	771
Nés en 1926	694
Nés en 1927	518
	1.989

b) De ces 1.989 enfants, 358 sont morts de maladies PRÉSUMÉES TUBERCULEUSES dont, à l'âge de :

1 à 6 mois	119
6 mois à 1 an	109
1 an à 4 ans	130
	358

c) De ces 1.989 enfants, 125 sont morts de maladies NON PRÉSUMÉES TUBERCULEUSES dont, à l'âge de :

1 à 6 mois	59
6 mois à 1 an	32
1 an à 4 ans	34
	125

Total des décès pour ce groupe : 483.

Mortalité générale	**24,3 p. 100**
Mortalité tuberculeuse	**18,0 p. 100**

2° *Enfants en contact tuberculeux*, NON VACCINÉS AU *BCG*, *nés et élevés en milieu bacillifère* (*ceux nés de mères tuberculeuses étant exceptés*) : *2.865*.

a) Nés en 1925	1.097
Nés en 1926	1.007
Nés en 1927	761
	2.865

b) De ces 2.865 enfants, 394 sont morts de maladies PRÉSUMÉES TUBERCULEUSES dont, à l'âge de :

1 à 6 mois	112
6 mois à 1 an	160
1 an à 4 ans	122
	394

c) De ces 2.865 enfants, 146 sont morts de maladies NON PRÉSUMÉES TUBERCULEUSES dont, à l'âge de :

1 à 6 mois	59
6 mois à 1 an	46
1 an à 4 ans	41
	146

Total des décès : 540.

Mortalité générale	**18,5 p. 100**
Mortalité tuberculeuse	**13,8 p. 100**

(Rappelons que, pour la population entière de la France, la mortalité générale infantile est de 8,3 décès pour 100 enfants *nés vivants* [1927].)

Donc, pour l'ensemble des *4.854* enfants *nés de mères tuberculeuses* ou *élevés en milieu bacillifère* et *non vaccinés*, la *mor-*

talité générale pour 1925, 1926 et 1927 a été de *21,1 p. 100*, et la *mortalité tuberculeuse* de *15,9 p. 100*.

Ce dernier chiffre est notablement inférieur à celui que nous avions recueilli auprès de 99 dispensaires lors de notre enquête de 1925. Il marque le progrès qui peut être réalisé par la seule action prophylactique des dispensaires. Néanmoins, il est encore formidable, et il est douteux que, seules, l'éducation hygiénique des familles et une meilleure application des lois de salubrité puisse l'abaisser au-dessous des environs de 7 p. 100, chiffre actuellement atteint dans certains groupes particulièrement choisis et surveillés des États Scandinaves et des États-Unis d'Amérique.

Il s'agit maintenant de rechercher si, par l'emploi méthodique du BCG, il est encore possible de réaliser un gain supplémentaire important de vies humaines. C'est ce que vont nous apprendre les mêmes dispensaires par l'examen des fiches relatives aux enfants de familles tuberculeuses contrôlés et surveillés par eux et *vaccinés* en 1925, 1926 et 1927.

VII. — Expérience de 1924-1928. Renseignements fournis par les dispensaires antituberculeux sur le nombre et le sort des enfants nés de mères tuberculeuses ou élevés en milieu familial contaminé, vaccinés au BCG et âgés (au 1er juillet 1928) de un à quatre ans.

Le classement de ces enfants *vaccinés* a été fait exactement comme celui des *non vaccinés*.

1° *Enfants vaccinés, nés de mères tuberculeuses, non séparés : 879.*

a) Nés en 1925	145	
Nés en 1926	311	
Nés en 1927	423	(1)
	879	

(1) L'accroissement du nombre des enfants vaccinés d'année en année montre que la vaccination est, non seulement bien accueillie, mais sollicitée par les familles.

b) De ces 879 enfants, 38 sont morts de maladies PRÉSUMÉES TUBERCULEUSES, dont à l'âge de :

1 à 6 mois	19
6 mois à 1 an	13
1 an à 4 ans	6
	38

c) De ces 879 enfants, 103 sont morts de maladies NON PRÉSUMÉES TUBERCULEUSES, dont à l'âge de :

1 à 6 mois	73
6 mois à 1 an	17
1 an à 4 ans	13
	103

Total des décès de ce groupe : 141.

Mortalité générale . . . . 14,8 p. 100
Mortalité tuberculeuse . . . . 4,3 p. 100

2° *Enfants vaccinés, élevés en milieu bacillifère* (ceux nés de mères tuberculeuses étant exceptés) : 1.489.

a) Nés en 1925	185
Nés en 1926	477
Nés en 1927	827
	1.489

b) De ces 1.489 enfants, 30 sont morts de maladies PRÉSUMÉES TUBERCULEUSES, dont à l'âge de :

1 à 6 mois	12
6 mois à 1 an	7
1 an à 4 ans	11
	30

c) De ces 1.489 enfants, 104 sont morts de maladies NON PRÉSUMÉES TUBERCULEUSES, dont à l'âge de :

1 à 6 mois	58
6 mois à 1 an	30
1 an à 4 ans	16
	104

Total des décès pour ce groupe : 134.

Mortalité générale : 8,9 p. 100 (c'est à peu près le taux de la mortalité générale infantile de la population française de 0 à 1 an pour 100 enfants *nés vivants*).

Mortalité tuberculeuse : 2,6 p. 100.

Pour l'ensemble des enfants *vaccinés, nés de mères tuberculeuses*, élevés par celles-ci, ou *nés et élevés en milieu bacillifère*, la *mortalité générale* est donc de *11,8 p. 100* alors qu'elle est de *21,1 p. 100* pour les *non vaccinés*, et la mortalité tuberculeuse est de *3,1 p. 100 pour les vaccinés*, tandis qu'elle est de *15,9 p. 100*, c'est-à-dire plus de *4 fois plus forte, pour les non vaccinés.*

Alors même qu'il y aurait des erreurs de diagnostic dans les causes de maladies non présumées tuberculeuses, il est donc évident que *les enfants vaccinés meurent quatre fois moins que les non vaccinés*, bien qu'ils soient placés dans les mêmes conditions d'existence et de surveillance sanitaire.

Le bénéfice de la vaccination jusqu'à l'âge de quatre ans ne saurait donc être contesté.

VIII. — Expériences de vaccination faites en France dans 89 départements. Renseignements fournis au 1er octobre 1928, par 972 médecins, sur le sort de 3.607 enfants en contact tuberculeux, vaccinés au BCG dans ces 89 départements.

Ces 3.607 enfants en contact tuberculeux et *vaccinés à leur naissance* se répartissent ainsi :

a) *D'après leur âge*, au 1er juillet 1928 :

1 an	1.254
2 ans	1.572
3 ans	696
4 ans	85
	3.607

b) *D'après les contacts tuberculeux auxquels ils ont été exposés :*

Mère tuberculeuse	1.212	: 33,6 p. 100
Père tuberculeux	1.150	: 31,9 p. 100
Père et mère tuberculeux	188	: 5,2 p. 100
Grands-parents ou collatéraux tuberculeux	502	: 33,9 p. 100
Contact tuberculeux non spécifié	555	: 15,4 p. 100
Total	3.607	

c) De ces 3.607 enfants, 66 sont morts de MALADIES PRÉSUMÉES TUBERCULEUSES (en y comprenant tous les décès portant le diagnostic « méningite », dont nous savons que la plupart, chez les très jeunes enfants, surtout de zéro à six mois, sont dus au pneumocoque ou au bacille de Pfeiffer) :

Age du décès :

1 à 6 mois.	29	54 : 1,5 p. 100 (dont 5 de moins de 3 mois).
6 mois à 1 an	25	
1 an à 4 ans.	12	: 0,3 p. 100
Total	**66**,	soit **1,8 p. 100**

d) De ces 3.607 enfants, 329 sont morts de MALADIES NON TUBERCULEUSES :

Age du décès :

1 à 6 mois	176	266 : 7,3 p. 100
6 mois à 1 an.	90	
1 an à 4 ans	63	: 1,7 p. 100
Total.	**329**,	soit **9,1 p. 100**

La mortalité totale a donc été de 395, soit :

Mortalité générale par toutes causes : 10,9 p. 100.
Mortalité par maladies présumées tuberculeuses : 1,8 p. 100.

On pourrait objecter que peut-être tous les décès d'enfants vaccinés ne nous ont pas été signalés et que le nombre actuel des enfants vaccinés en France (110.000 au 1er octobre 1928) est tellement considérable qu'il y a une disproportion flagrante entre le nombre total des enfants dont nous possédons des nouvelles récentes et celui des enfants vaccinés sur toute l'étendue du territoire.

A cela nous répondrons d'abord que la publicité faite par la presse médicale dans le monde des médecins, et même par la grande presse dans le public, a été telle, surtout au cours de ces derniers mois, que tous les médecins qui avaient observé quelque incident, ou relevé quelques décès parmi les enfants vaccinés par eux, se sont très obligeamment empressés de nous les faire connaître. Les familles elles-mêmes nous en ont fait part. Si d'autres décès que ceux qui figurent sur nos fiches s'étaient produits parmi les enfants vaccinés en milieu tuberculeux, ou en milieu indemne, nous en aurions certainement eu connaissance.

Ensuite chacun comprendra qu'il nous était impossible de solliciter directement des nouvelles de tous les enfants qui ont été vaccinés au BCG en France (110.000 au 1er octobre 1928) et dans les colonies françaises (45.000 en Indochine seulement, au 1er mars 1928). Nous avons dû nous borner à écrire aux médecins qui nous avaient signalé avoir vacciné des enfants *nés de mères tuberculeuses* ou *élevés en contact bacillifère* et à tous les dispensaires antituberculeux en fonctionnement depuis au moins trois années.

Nous avons délibérément cherché à nous placer dans les conditions les plus désavantageuses en faisant porter notre enquête comparative de la *mortalité générale* et de la *mortalité tuberculeuse*, ainsi que nous l'avons déjà indiqué, à la fois sur les enfants *non vaccinés* et sur les enfants *vaccinés*, *de même âge et de même milieu*, *pris exclusivement dans la clientèle des dispensaires antituberculeux*.

Il nous apparaît qu'ainsi les chiffres et les résultats obtenus ne pouvaient être l'objet d'aucune contestation ni discussion.

Pour serrer d'encore plus près et pour contrôler plus rigoureusement ces chiffres et ces résultats, nous avons fait une autre enquête portant exclusivement sur les *enfants nés de mères tuberculeuses, non séparés*, vaccinés du 1er juillet 1924 au 1er juillet 1927, donc actuellement *âgés de un à quatre ans*, et qui ont vécu au moins *une année* ou davantage *en contact continuel*, *depuis leur naissance*, *avec leur mère*, jusqu'au 1er octobre 1928 ou jusqu'à leur décès.

Pour cette enquête, nous avons éliminé tous les enfants dont la mère tuberculeuse est morte dans les semaines ou les mois qui ont suivi leur naissance et qui se sont trouvés ainsi soustraits, avant la fin de leur première année, à la contagion maternelle.

Le nombre des enfants régulièrement observés dans ces conditions a été de 814.

20 d'entre eux, soit 2,4 p. 100, sont morts de maladies présumées tuberculeuses, en comptant comme telles toutes les morts étiquetées « méningite » (même pour les six qui ont

succombé avant l'âge de quatre mois), et 65, soit 8,0 p. 100, sont morts de maladies diverses non tuberculeuses.

Pour ce groupe très spécial d'enfants constamment en contact tuberculeux maternel, la *mortalité générale* (par toutes causes) a donc été de *10,1 p. 100*, de zéro à quatre ans, donc à peine supérieure à la mortalité de zéro à un an pour les enfants *nés vivants* dans toute la France (8,3 p. 100 en 1927).

Or, pendant la même période, les 204 dispensaires ou offices antituberculeux qui ont répondu à notre enquête avaient enregistré *1.989 enfants nés de mères tuberculeuses, non séparés et non vaccinés*. Ils avaient fourni *une mortalité tuberculeuse de 18,0 p. 100* au lieu de *2,1 p. 100*, et une mortalité générale de *24,3 p. 100* au lieu de *10,1 p. 100 pour les vaccinés*.

Ainsi, la valeur prémunisante du BCG s'affirme de la façon la plus nette pour cette catégorie d'enfants qui ont si peu de chances d'échapper à la contagion maternelle.

Il est presque certain que les résultats de la vaccination seraient encore plus parfaits s'il était possible pour les enfants, comme on le fait aisément pour les veaux, de soustraire les sujets vaccinés aux sources d'infection virulente pendant environ *un mois*, délai que l'expérimentation nous montre indispensable à l'établissement de l'immunité antituberculeuse.

Peut-être aussi la méthode est-elle encore susceptible de perfectionnements qui la rendront plus précise, surtout en ce qui concerne la manière d'administrer le BCG aux enfants.

L'influence de la vaccination par le BCG sur l'abaissement de la mortalité générale infantile est évidente partout où, comme on le fait actuellement en Roumanie, la presque totalité des enfants qui naissent dans une ville ou dans une circonscription sont vaccinés, dans les milieux apparemment indemnes de tuberculose comme dans les milieux tuberculeux ou suspects.

Nous citerons, à titre d'exemple, ce qui a été fait en France, d'une part sur le territoire de la concession des Mines de houille de la Compagnie de Béthune, d'autre part dans une petite ville de la Meuse, Ligny-en-Barrois, dont la population est d'environ 5.000 habitants.

Expérience de la Compagnie des Mines de Béthune.

La Compagnie des Mines de Béthune a, sous la direction de son médecin en chef, le Dr Bréhon, à Bully-Grenay (Pas-de-Calais), institué la vaccination de tous les enfants nés sur le territoire de la concession *depuis le 1er septembre 1926*.

Au 31 août 1927, 845 enfants avaient été vaccinés.

Voici les renseignements fournis sur ces enfants à la date du *1er septembre 1928*.

30 enfants étaient morts *avant l'expiration de leur première année*, dont :

1 à 2 mois 24 jours, de méningite aiguë.
1 à 5 mois 5 jours, de méningite aiguë.
28 de maladies diverses *non tuberculeuses*.

4 sont morts âgés respectivement de :

1 an, de maladie non tuberculeuse.
13 mois, id.
15 mois, bronchite grippale.
16 mois, broncho-pneumonie suite de coqueluche.

51 vivaient au contact de leur mère tuberculeuse (33) ou suspecte (18).
39 vivaient au contact de leur père tuberculeux (25) ou suspect (14).

La *mortalité générale* a été, pour ces 845 enfants vivant dans les meilleures conditions de salubrité et de surveillance sanitaire :

De 1 mois à 1 an de. . . . . 3,5 p. 100
De 1 an à 2 ans de . . . . 0,4 p. 100

La *mortalité tuberculeuse* (en admettant que les deux cas de « méningite aiguë » signalés ci-dessus soient de nature tuberculeuse, ce qui est plus qu'improbable, au moins pour le premier), a été de :

De 1 mois à 2 ans de . . . . 0,2 p. 100

« Il n'est pas douteux, écrit le Dr Bréhon, que la vaccination par le BCG a eu pour résultat, non seulement de faire disparaître dans notre région la mortalité infantile due à la tuberculose, mais encore de faire baisser la mortalité générale. C'est ainsi que nous avons eu une épidémie de coqueluche sérieuse, qui n'a occasionné que très peu de décès, les complications pulmonaires ayant été plus rares (1) ».

Dans la petite ville de Ligny-en-Barrois, la vaccination a été généralisée à partir du 9 juillet 1926 et voici ce qu'il est advenu.

Du 9 juillet 1926 au 24 septembre 1928, il est né 237 enfants à Ligny.

Sur ces 237 enfants, *210 ont été vaccinés par le BCG* et les 27 autres ne l'ont pas été.

Des *210 vaccinés*, 5 sont morts de diverses maladies non tuberculeuses.

Des *27 non vaccinés*, il en est mort également 5 de diverses maladies non tuberculeuses.

La mortalité générale des *27 non vaccinés* a donc été de 18,5 p. 100, alors que celle des *210 vaccinés* n'a été que de 2,3 p. 100, c'est-à-dire huit fois moindre que celle des *non vaccinés*.

Quel argument peut-on invoquer à l'encontre de telles constatations?

IX. — Résultats d'autopsie d'enfants vaccinés au BCG et qui ont succombé ultérieurement à des maladies non tuberculeuses.

En France, un petit nombre seulement d'autopsies d'enfants vaccinés au BCG morts d'affections *non présumées tuberculeuses* ont pu être faites, en particulier par Léon Bernard, à l'hôpital Laennec (7 autopsies). Une autre a été effectuée par nous-même à l'hôpital Pasteur, sur un enfant hérédo-syphilitique, vacciné et séparé de sa mère dès sa naissance, mort à l'âge de

(1) La Compagnie des Mines de Béthune, au lendemain de la guerre mondiale, avait institué, pour les familles de ses ouvriers mineurs, une laiterie et des gouttes de lait. Grâce à celles-ci, la mortalité générale infantile s'est abaissée à 5,5 p. 100 avant l'application du BCG. Depuis, cette mortalité générale est tombée à 2,3 p. 100 pour les vaccinés et c'est un résultat considérable qui, d'après le Dr Bréhon, ne peut pas être attribué à de simples coïncidences.

six mois, ne présentant aucune lésion tuberculeuse, et dans les ganglions médiastinaux et mésentériques duquel nous avons pu retrouver des éléments bacillaires de BCG intacts, colorables au Ziehl.

L'inoculation de ces ganglions et du produit de broyage de la rate de cet enfant à toute une série de cobayes laissa ces animaux indemnes.

Deux autres autopsies, également négatives, d'enfants vaccinés morts à cinq et six mois, de gastro-entérite, nous ont été signalées.

Il en a été fait un plus grand nombre, actuellement environ 200, à l'étranger, surtout en Ukraine par Iakhnis, à Barcelone par Sayé, à New-York par William Park, et à Poznan (Pologne) par M. et Mme Zeyland, qui ont publié dans ces *Annales de l'Institut Pasteur* (1) un important travail sur ce sujet. Chez trois enfants vaccinés depuis plusieurs mois et morts de maladies non tuberculeuses, M. et Mme Zeyland ont pu, par l'ensemencement du produit de broyage des ganglions mésentériques, obtenir des cultures de BCG dont l'identité a été reconnue parce que l'inoculation de ces trois cultures au cobaye a démontré que celles-ci étaient privées de toute virulence.

En aucun cas il n'a été possible de découvrir, chez les enfants vaccinés morts de maladies non tuberculeuses, des lésions suspectes, ni d'isoler des bacilles virulents chez des enfants qui n'avaient pas été exposés à des contacts tuberculeux.

X. — La réaction tuberculinique chez les vaccinés par voie buccale.

B. Weill-Hallé et Turpin, J. Parisot et H. Saleur ont vu que la cuti-réaction tuberculinique devient positive dans un délai variable de un à six mois chez un tiers environ des enfants vaccinés au BCG. H. Buschmann (2), à Bleialf (Eifel), trouve sensiblement les mêmes chiffres, mais ceux-ci sont plus élevés

(1) *Annales de l'Institut Pasteur*, 41, décembre 1928.
(2) *Monatschrift fur Kinderheilkunde*, 37, 1928, p. 393.

pour les enfants vaccinés et exposés à des contacts infectants que pour les enfants élevés en milieu apparemment indemne. C'est donc que, chez les enfants élevés en milieu contaminé, intervient souvent une infection virulente, laquelle reste inoffensive grâce à la vaccination protectrice.

Pirquet et Nobel ont émis l'hypothèse que ceux des enfants qui ne réagissent pas à la tuberculine, bien qu'ils aient ingéré le BCG, ne sont, en réalité, pas vaccinés du tout. C'est une opinion à l'appui de laquelle ils n'apportent d'ailleurs aucune preuve, mais qu'ils soutiennent parce qu'ils sont convaincus que, pour être résistant aux infections tuberculeuses, il faut être *allergique*, c'est-à-dire sensibilisé à la tuberculine.

Or, l'expérimentation sur les animaux — et aussi les résultats des vaccinations d'enfants nés de mères tuberculeuses et séparés de celles-ci dès la naissance ou élevés en milieu contaminé — contredisent cette manière de voir.

Voyons d'abord ce qui se passe chez les bovidés:

Nous avons inoculé une dose de 20 milligrammes de BCG dans les veines de 8 jeunes bovins qui ne réagissaient pas à la tuberculine, et une dose de 50 milligrammes du même BCG sous la peau de 8 autres bovins de même âge, également non réagissants.

Les animaux de ces deux lots ont été soumis ensuite à l'épreuve tuberculinique après deux et après six mois. Nous avons alors constaté qu'après deux mois, 4 bovins seulement, sur les 8 du premier lot (inoculation intraveineuse), étaient devenus allergiques et qu'aucun ne l'était plus au sixième mois, tandis que les 8 animaux du second lot (inoculation sous-cutanée) étaient allergiques au deuxième mois et l'étaient encore après six mois.

Au douzième mois, un seul réagissait positivement à l'intradermo. C'est donc que l'inoculation *intraveineuse*, qui disperse les bacilles BCG dans tout l'organisme en ne déterminant (du moins à cette dose de 20 milligrammes *très finement émulsionnée*) que de minuscules lésions tuberculeuses rapidement guéries et résorbées, ne confère qu'une allergie fugace, tandis que l'inoculation *sous-cutanée*, qui crée une grosse lésion locale, assez longtemps persistante, donne lieu à une sensibilisation tuberculinique de beaucoup plus longue durée.

Malgré cela, tous nos animaux avaient encore l'immunité et résistaient, quinze à dix-huit mois après leur vaccination, à l'inoculation intraveineuse d'une dose de tuberculose virulente mortelle en cinq à six semaines pour les témoins.

Il est donc évident que *les sujets vaccinés au BCG conservent le bénéfice de leur vaccination longtemps après avoir perdu la faculté de réagir à la tuberculine.*

Il n'est pas davantage nécessaire qu'un sujet ait déjà manifesté de la sensibilité à la tuberculine pour se montrer résistant aux infections virulentes. C'est ainsi que, chez les cobayes adultes vaccinés par P. Nélis (1) par ingestion d'une forte dose de BCG (0 gr. 30 en trois doses de 0 gr. 10 chacune à quarante-huit heures d'intervalle), l'intradermo n'apparaissait généralement positive qu'après deux mois et elle devenait négative après six à dix mois. Or, c'est du vingt-cinquième au trente-cinquième jour après l'absorption du BCG par voie buccale que ces animaux présentent le maximum de résistance aux infections virulentes réalisées également par voie buccale ou par instillation oculaire.

Chez les jeunes cobayes, comme l'ont vu Freund (2) d'abord, puis J. Valtis (3), soit après la vaccination, soit après les inoculations virulentes, les réactions tuberculiniques sont irrégulières ou nulles, alors même que ces animaux ont des lésions tuberculeuses déjà constituées, et J. Valtis a vu récemment qu'il en était de même chez les jeunes enfants. Ceux-ci, même issus de mères tuberculeuses et porteurs d'ultravirus, restent parfois longtemps insensibles à la tuberculine.

Ne savons-nous pas enfin que les protéines bacillaires, les bacilles aviaires tués par le chauffage et les bacilles paratuberculeux *sensibilisent*, pour un temps plus ou moins long, les animaux à la tuberculine sans leur *conférer aucune immunité*?

Immunité, c'est-à-dire résistance aux infections bacillaires et *hypersensibilité tuberculinique* sont donc deux états, distincts et indépendants, des organismes infectés par le bacille de Koch.

Le fait que la sensibilité tuberculinique n'apparaît pas toujours, ou qu'elle est habituellement tardive chez les enfants

(1) *Soc. de Biol.*, 26 novembre 1927.
(2) *Journ. of Immunology*, **13**, p. 285.
(3) *Soc. de Biol.*, 21 juillet et 17 novembre 1928, p. 534.

vaccinés par voie buccale, tient à ce que le BCG (sauf lorsqu'il est absorbé à dose massive) ne détermine pas, en général, de *lésions folliculaires* (caractérisées par la formation de cellules géantes) dans les organes lymphatiques. S'il en détermine — ce qui arrive chez les sujets réagissants — ces lésions ne tardent pas à disparaître spontanément, comme il est facile de le constater chez les animaux d'expériences, et alors le sujet reste allergique aussi longtemps qu'elles ne sont pas entièrement guéries, ou bien il le demeure, s'il arrive qu'il soit contaminé par des bacilles virulents provenant de son entourage : mais sa santé n'en est nullement altérée.

C'est ce que montre avec évidence l'observation clinique de nos sujets vaccinés en milieu tuberculeux.

Léon Bernard a d'ailleurs relaté de nombreux faits se rapportant à des enfants vaccinés au BCG, nés de mères tuberculeuses et *séparés dès leur naissance*, qui ont été soumis à des épreuves de cuti-réaction tuberculinique presque tous les mois pendant deux ans. Or ces enfants, soustraits à tout contact avec des bacillifères, étaient allergiques dans la proportion de 50 p. 100 après des temps variables entre un mois et demi et douze mois, le plus souvent vers le troisième mois.

Nous n'avons jamais admis, contrairement à ce que nous ont fait dire quelques auteurs (Bessau, de *Leipzig* ; Moro, de *Heidelberg*, Selter, de *Bonn*, Degkwitz, de *Greifswald*), que l'allergie tuberculinique était inutile aux sujets vaccinés par le BCG. Nous avons seulement affirmé qu'un sujet pouvait être immun, c'est-à-dire *résistant aux réinfections tuberculeuses*, sans présenter d'allergie tuberculinique, et nous l'avons démontré expérimentalement. Mais nous estimons qu'il est nécessaire de provoquer la manifestation aussi prompte que possible de cet état d'allergie chez les sujets qu'on se propose de vacciner, parce que les *réactions positives* (surtout l'*intradermo* qui est beaucoup plus sensible et plus fidèle que la *cuti*) *permettent d'affirmer que le sujet vacciné est réellement porteur de germes, soit de bacilles-vaccins, soit de bacilles virulents.* C'est pourquoi nous envisageons l'emploi des injections sous-cutanées de BCG pour la prémunition des sujets qui ont dépassé l'âge de la vaccination par voie buccale, c'est-à-dire l'âge de dix jours.

Nous pensons aussi que c'est par voie *sous-cutanée* que

devront désormais être *revaccinés*, après un et trois ans, les enfants qui, vaccinés à leur naissance, ne réagissent pas ou ne réagissent plus à la tuberculine, parce que cette absence de réaction au delà de la première année est un avertissement qu'ils ont perdu, ou qu'ils perdront dans un avenir assez proche, le bénéfice de leur vaccination antérieure.

Nous reviendrons sur ce sujet un peu plus loin.

XI. — Objection du retour possible à la virulence.

Chacun sait qu'il existe des virus, spontanément ou artificiellement atténués, qui peuvent reprendre leur virulence initiale en se cultivant dans l'organisme d'animaux, d'abord très sensibles ou affaiblis, puis de plus en plus résistants ou vigoureux. .

N'en pourrait-il pas être de même pour le BCG et ne doit-on pas craindre que ce bacille, actuellement privé de sa virulence originelle, récupère celle-ci après un séjour plus ou moins prolongé dans un organisme aussi sensible que le jeune enfant?

Bien entendu, nous nous sommes posé depuis longtemps cette question et l'on peut croire que, si nous avons consenti à expérimenter sur des nourrissons l action préventive du BCG à l'égard de l'infection tuberculeuse, ce ne fut qu'après que nous avons acquis toutes les certitudes possibles que ce bacille-vaccin est et demeure inoffensif, non seulement pour l'enfant, mais pour toutes les espèces animales sensibles.

Beaucoup d'expérimentateurs se sont efforcés, comme nous-même, de restituer au BCG sa virulence. R. Kraus et Gerlach à *Vienne*, Bruno Lange à *Berlin*, Stanley Griffith à *Cambridge*, William Park à *New-York*, Aldershoff à *Utrecht*, A. Ascoli à *Milan*, Kirchner à *Hambourg*, Tzeknowitzer et la Commission Ukrainienne de *Kharkoff*, Elbert, Gelberg et Zonkerman à *Minsk*, Nasta et Catzap à *Bucarest*, Georges Blanc à *Athènes*, Carlos Chagas à *Rio de Janeiro*, etc..., n'y sont jamais parvenus. Les expériences de Tzeknowitzer ont été cependant particulièrement nombreuses et prolongées. Ce savant a cherché à rendre le BCG virulent en l'inoculant, soit dans les organismes (cobayes ou singes) intoxiqués, par exemple, par de faibles doses de toxine diphtérique, ou par des doses croissantes de tuberculine, ou par un régime alimentaire avitaminé, soit à des animaux préalablement infectés par d'autres germes tels que le streptocoque, soit au moyen de passages successifs d'animal à animal, soit encore par l'exclusion partielle ou complète du système réticulo-endothélial (extirpation de la rate). (Tzeknowitzer, Korchoune, Elbert, etc.).

Aucun de ces procédés n'a réussi, de sorte que R. Kraus a pu, très justement, affirmer que le BCG était bien une race de bacille de Koch *définitivement* et *héréditairement atténuée*, comme les vaccins charbonneux de Pasteur.

Seul S. A. Petroff, du laboratoire Trudeau à Saranac Lake, à l'encontre de ce qui a été constaté par les bactériologistes du monde entier, prétend avoir pu remonter la virulence du BCG en l'inoculant par passages successifs dans le testicule du cobaye. Or, ni Cantacuzène, ni Bruno Lange, ni R. Kraus, ni nous, ni tous ceux qui se sont donné la peine de répéter cette expérience, n'ont obtenu les mêmes résultats. Il faut donc admettre que S. A. Petroff a dû se servir d'une culture contenant peut-être quelque bacille virulent d'origine humaine. C'est d'autant plus probable qu'il dit avoir isolé de sa culture deux sortes de colonies, l'une R non virulente, l'autre S qui s'est montrée virulente pour le cobaye et *très peu virulente pour le lapin*. Or, tous les expérimentateurs qui ont étudié la culture BCG provenant directement de nos laboratoires ont pu s'assurer qu'elle n'est jamais capable de communiquer au cobaye une tuberculose réinoculable. Elle est, d'ailleurs, d'origine purement *bovine*. Il est, par suite, évident que la colonie S de S. A. Petroff provient d'un bacille virulent *humain* accidentellement introduit dans sa culture.

D'ailleurs, dans notre laboratoire, S. A. Petroff nous a dit n'avoir trouvé lui-même qu'*une colonie* S (virulente) pour environ *50.000 colonies* (*non virulentes*). S'il en est ainsi, dans 1 milligramme de BCG qui renferme environ 40 millions de bacilles, on devrait trouver 800 germes virulents. Or, 10 germes virulents suffisent à donner une tuberculose mortelle au cobaye. Donc tous les cobayes qui reçoivent en injection sous-cutanée 1 milligramme de BCG devraient succomber à la tuberculose et il est facile de constater que, cependant, cette dose n'est jamais mortelle ni même pathogène. Rien n'autorise à penser que ce retour à la virulence puisse se produire dans l'organisme des enfants vaccinés, d'autant que le BCG est d'origine *bovine*, par conséquent naturellement peu virulent pour l'espèce humaine.

Nous avons déjà cité les recherches de M. et Mme Zeyland avec les cultures isolées des ganglions mésentériques d'enfants vaccinés et morts de maladies non tuberculeuses. De leur côté, J. Parisot, L. Fernier et H. Saleur ont inoculé au cobaye le pus provenant d'abcès froids provoqués, chez onze sujets de divers âges, par l'inoculation sous-cutanée de BCG. Jamais ils n'ont pu déterminer la moindre lésion tuberculeuse chez les animaux ainsi inoculés. Pourtant ce pus contenait des bacilles acido-résistants, mais ceux-ci restaient, même après quatre mois de séjour dans l'organisme humain, complètement dépourvus de virulence.

Certains de nos confrères cliniciens ont émis l'hypothèse que peut-être, beaucoup plus tard, dans un certain nombre d'années, le BCG, demeuré longtemps à l'état de parasite inoffensif, pourra devenir apte à créer des lésions tuberculeuses. Rien non plus ne justifie cette crainte puisque l'expérimentation sur les animaux nous montre que les bacilles-vaccins, comme, dans beaucoup de cas, les bacilles virulents eux-mêmes, sont éliminés peu à peu et disparaissent sans laisser de traces, et alors l'immunité antituberculeuse, c'est-à-dire la résistance aux réinfections, s'évanouit, de telle sorte que l'organisme redevient apte à contracter la tuberculose dans les mêmes conditions qu'un organisme vierge de toute infection antérieure.

Il se peut que, dans l'avenir, un artifice de laboratoire autre que ceux qu'on a cherché à utiliser jusqu'à présent réussisse à remonter la virulence du BCG et à le rendre capable de tuberculiser les animaux d'expérience, mais ce que nous pouvons affirmer, c'est qu'en l'état actuel de nos connaissances aucun fait d'observation clinique, aucune expérience de laboratoire, ne permettent de démontrer ni de craindre que le BCG puisse être une source de dangers pour les sujets vaccinés.

XII. — Effets de la vaccination par le BCG sur la décroissance de la mortalité générale infantile.

Il est surprenant de constater que, partout où la vaccination par le BCG a été mise en pratique sur les enfants nés en milieu apparemment indemne, comme sur ceux qui sont manifestement issus de familles tuberculeuses, la mortalité générale (par toutes causes de maladies) décroît progressivement jusqu'à la moitié ou même les deux tiers de ce qu'était cette mortalité avant l'emploi du BCG et de ce qu'elle est restée dans les localités voisines. Ce fait est très apparent dans les statistiques établies en Roumanie. Il l'est aussi dans l'expérience, déjà citée précédemment, de la compagnie de Béthune et dans celle de la petite ville de Ligny-en-Barrois (Meuse). Il ne l'est pas moins dans d'autres localités plus importantes, par exemple à La Rochelle où, depuis mars 1927 jusqu'au 1er juillet 1928, sur une moyenne de 72 naissances par mois (1.156 naissances au total), 52 enfants par mois (au total 832) ont été vaccinés. Or, tandis que la mortalité générale des *non-vaccinés* a été pendant ces seize mois de 9,9 p. 100, elle n'est pour les *vaccinés* que de 3,8 p. 100.

On peut se demander quelles sont, en dehors de la diminution de la mortalité par tuberculose attribuable à la prémunition *spécifique*, les explications possibles de ces différences entre la mortalité générale des non-vaccinés et celle des vaccinés. Peut-être faut-il invoquer une suractivation des défenses leucocytaires et ganglionnaires sous l'influence du BCG qui a été absorbé et mis en circulation dans le système lymphatique?

En tous cas le fait existe, indéniable, et il est signalé dans nos feuilles d'enquêtes par un grand nombre de médecins qui s'étonnent de ce qu'au cours des épidémies de rougeole, de coqueluche ou de grippe, et aussi vis-à-vis des infections gastro-intestinales si communes chez les enfants du premier âge, les vaccinés au BCG résistent beaucoup mieux et meurent beaucoup moins que les enfants non vaccinés.

C'est une preuve de plus, et particulièrement évidente, non seulement de l'efficacité protectrice du BCG contre les infections dans lesquelles le bacille tuberculeux est le facteur principal ou secondaire, mais aussi de sa parfaite innocuité, car, si le BCG était capable de produire des accidents d'intoxication ou d'infection grave, la mortalité générale des enfants vaccinés se trouverait accrue au lieu d'être si manifestement réduite.

L'emploi de la méthode de prémunition de la tuberculose par le BCG peut donc, comme l'a conseillé Jules Renault (1) en se basant sur les constatations cliniques de sa propre expérience à l'hôpital Saint-Louis, *être étendue à tous les enfants, qu'ils soient nés en milieu sain, ou contaminé, ou suspect, sans qu'on puisse avoir à redouter le moindre incident qui lui soit légitimement attribuable.*

XIII. — Essais de vaccination préventive par inoculation sous-cutanée de BCG aux enfants non prémunis à leur naissance et aux adultes.

Dès le début de nos expériences de vaccination des nouveau-nés par voie buccale, nous avons pensé qu'il serait sans doute possible d'utiliser le BCG pour la prémunition des sujets de tous âges qui ne réagissent pas à la tuberculine, et qui, par conséquent, ont quelques chances de n'être pas encore ou de n'être plus infectés par des bacilles virulents.

C'est pourquoi nous nous sommes adressé aux services sanitaires de celles de nos colonies où la tuberculose est encore peu commune et où se recrutent les contingents de troupes indigènes appelés à servir dans certaines garnisons de la métropole.

Grâce au concours obligeant qui nous a été prêté, il a été possible de faire une première expérience, depuis 1925, sur quelques centaines de jeunes soldats, en Afrique occidentale (Sénégal) et à Madagascar.

Chacun sait combien les noirs africains, surtout ceux qui sont originaires de cercles éloignés de la côte et qui n'ont eu

(1) Académie de Médecine, séance du 6 novembre 1928.

que peu de contact avec les Européens, sont sensibles à l'infection tuberculeuse. Lorsqu'ils sont transportés sur le continent européen, ils contractent très rapidement des formes de tuberculose graves, à évolution rapide, qui ressemblent beaucoup à celles que l'on observe chez les tout jeunes enfants. Ils se comportent comme les organismes vierges de toute infection vaccinante. Il était donc tout indiqué de chercher à les protéger, non plus par *ingestion* de BCG, qui risquait d'être trop irrégulièrement efficace puisque l'intestin de l'adolescent ou de l'adulte n'a plus, vis-à-vis des microbes, qu'un pouvoir d'absorption très aléatoire et très restreint, mais par *inoculation sous-cutanée* d'une dose que nous avons fixée à *un dixième* ou *un vingtième de milligramme*, parce que cette dose est aussi voisine que possible de celle qui ne détermine plus d'abcès froid au point inoculé.

L'expérience s'est progressivement développée jusqu'à présent, et, en fin 1927, une circulaire officielle ordonnait de l'étendre au plus grand nombre possible de jeunes adultes de race noire africaine appelés à servir en France.

Nous n'en pouvons pas encore donner les résultats, mais il est déjà possible de dire qu'aucun des Sénégalais ni des Malgaches (environ 200 sujets de chaque race) vaccinés et répartis dans les garnisons françaises n'a contracté la tuberculose.

Parallèlement, Weill-Hallé et Turpin à Paris, J. Parisot à Nancy, Wallgren à Göteborg (Suède), entreprenaient toute une série d'expériences de vaccination d'enfants et d'adolescents de divers âges par *injection sous-cutanée* de doses variables de BCG.

Les résultats en sont manifestement pleins d'intérêt et fort encourageants.

Il en est de même pour les vastes essais de vaccination de sujets adultes que nous a fait connaître, dans des publications récentes (1), J. Heimbeck, d'Oslo, et de ceux que poursuit, depuis près de deux ans, O. Scheel dans plusieurs districts ruraux de Norvège.

Nous ne sommes pas encore exactement renseigné sur la dose de BCG qu'il convient d'injecter sous la peau, suivant les

(1) *Annales de l'Institut Pasteur*, **42**, 1928, p. 170 et 956.

âges. Jusqu'à présent on s'est efforcé d'éviter de provoquer la formation d'abcès froids et de n'injecter, par conséquent, qu'une très faible dose de bacilles. J. Heimbeck et O. Scheel emploient 0 milligr. 02 ou 0 milligr. 05. Weill-Hallé, même chez les très jeunes enfants, injecte 0 milligr. 05 et nous avons conseillé, pour les expériences qu'on projette actuellement sur les noirs Bantous de l'Afrique du Sud, de s'en tenir à cette dose de 0 milligr. 05, qui ne détermine presque jamais d'abcès et qui est suffisante à provoquer, après quatre ou huit semaines, l'allergie tuberculinique. Peut-être pourrait-on même réduire encore la dose jusqu'à 0 milligr. 01 comme le font, à Nancy, J. Parisot et H. Saleur.

Mais ce qui importe surtout, pour supprimer les abcès et pour assurer cependant une prémunition suffisante, c'est de n'injecter que des émulsions *bien homogènes, très fines, ne contenant pas de grumeaux, ni de poussière de verre.*

La préparation de ces émulsions nécessite des soins particuliers, un outillage spécial (billes d'acier inoxydable, vases plats en pyrex et non en verre), un liquide de dilution de *p*H constant (milieu synthétique de Sauton *p*H = 7,2, dilué à une partie pour quatre d'eau distillée stérile).

En outre il est indispensable, avant d'injecter le BCG, de s'assurer, par deux cuti, ou mieux par deux *intradermo-tuberculinations* (de préférence à la cuti-réaction qui est moins sensible et moins fidèle), que le sujet à vacciner n'est pas en état d'allergie, sinon il ferait presque sûrement un abcès, expression du *phénomène de Koch.*

Nous avons la certitude que, même injecté à fortes doses (jusqu'à 10 milligrammes) à des sujets tuberculeux, le BCG est inoffensif, ainsi qu'en témoignent les nombreuses expériences de Sorgo à Vienne, de H. Maendl et O. Lichtwitz, à Grimmenstein (Basse-Autriche) et celles que nous avons faites avec L. Guinard; mais si la vaccination était étendue aux sujets réagissant déjà à la tuberculine, donc infectés à des degrés divers par des bacilles virulents, elle serait inefficace. Ses échecs seraient alors mal interprétés et elle perdrait la confiance que les médecins et le public peuvent avoir en son emploi correct.

C'est pourquoi nous envisageons la diffusion de cette méthode seulement avec le concours des médecins que leurs fonctions ont pu familiariser avec le maniement de la tuberculine; tandis que la vaccination des nouveau-nés par voie buccale peut, sans éducation préalable, être effectuée généralement dans des conditions satisfaisantes, — ainsi que le prouve la vaste expérience française — par les médecins praticiens, par les sages-femmes et par les infirmières visiteuses des dispensaires antituberculeux.

TRAVAUX SUR LE BCG ET VACCINATION DES NOUVEAU-NÉS DANS LES DIVERS PAYS (Octobre 1928).

La bibliographie du BCG est déjà considérable (plus de 1.000 notes ou mémoires). Nous ne signalerons, dans les pages qui suivent, que les principaux travaux expérimentaux, et, pour ce qui se rapporte aux vaccinations d'enfants dans les divers pays, nous nous bornerons à résumer les notes ou observations qui nous ont été transmises, en les classant par ordre alphabétique des nationalités.

I. — Afrique occidentale française et Afrique du Nord.

L'Institut Pasteur de Dakar a généralisé, depuis 1925, l'usage du BCG dans les maternités de Dakar et de Saint-Louis. Près de 2.000 enfants de race noire et 80 enfants de race blanche, nés dans les deux villes, ont été vaccinés sans le moindre incident.

En Algérie, depuis la fin de l'année 1924, le Dr Edmond Sergent et Mlle Rougebief préparent le BCG à l'Institut Pasteur d'Alger et le distribuent gratuitement à tous les médecins et aux sages-femmes qui désirent l'employer. Au 1er octobre 1928, 2.963 enfants nouveau-nés avaient été prémunis. Sur ce nombre, 1.399 l'étaient depuis un à trois ans et 124 d'entre eux étaient nés de mères tuberculeuses ou avaient été élevés depuis plus d'un an en millieu bacillifère. Un seul a succombé à une maladie présumée tuberculeuse (diarrhée persistante pendant un mois avec syndrome méningé terminal).

La mortalité générale pendant la première année, chez les enfants vaccinés, a été de 7,2 p. 100.

Au Maroc, le laboratoire bactériologique que dirige à Rabat le Dr Hornus est, depuis quelques mois, en état de répondre aux demandes de BCG qui lui sont adressées. Le Dr Lapin s'occupe d'instituer à Casablanca, à Mazagan et à Fez des centres de distribution, et M. Balozet, chef de laboratoire au service de l'élevage, poursuit d'intéressantes recherches sur la vaccination des porcelets.

A l'Institut Pasteur de Tanger le Dr Remlinger prépare le BCG et a fait beaucoup de recherches expérimentales qui attestent sa parfaite innocuité, non seulement pour les animaux de laboratoire, mais aussi pour l'homme. C'est ainsi qu'ayant eu l'occasion d'observer un enfant de dix ans atteint de lèpre léonine et provenant d'Iquitos (Amérique du Sud), il a essayé, d'ailleurs sans résultat thérapeutique bien manifeste, de le traiter par des injections sous-cutanées de BCG à doses progressivement croissantes.

L'enfant dont il s'agit a ainsi reçu, sous la peau de la cuisse, de septembre 1927 à mars 1928, en 19 injections, 2 grammes de BCG au total, par doses de 1 centigramme à 1 centigr. 1/2, sans aucun incident. Chaque injection donnait lieu à une légère réaction thermique avec courbature et fièvre durant vingt-quatre à trente-six heures, puis à un abcès qui ne s'accompagnait d'aucun engorgement ganglionnaire du voisinage et qui, après s'être ouvert spontanément, ne tardait pas à se cicatriser. Comment ne pas considérer ce fait comme une preuve plus qu'évidente que le BCG est complètement inoffensif?

En Tunisie, un service de vaccination des enfants par le BCG vient d'être institué par le Dr Charles Nicolle.

II. — Allemagne.

De nombreux travaux expérimentaux ont été publiés en Allemagne depuis deux ans, principalement par Bruno Lange (Institut Robert Koch), H. Selter (Bonn), O. Kirchner (Hambourg), Kolle et Igersheimer (Francfort-sur-le-Mein).

Il n'a été fait encore que quelques essais de vaccination d'enfants. H. Buschmann (1) à Bleialf, dans l'Eifel, a, de 1925 à fin juillet 1927, vacciné 89 enfants de familles tuberculeuses sans le moindre incident. Ces enfants se sont bien développés. Aucun n'est mort. 30 de ces enfants ont été divisés en deux groupes : 15 ont été séparés dès leur naissance du milieu tuberculeux et, à la fin de la première année, ils ont été remis en contact avec des tuberculeux bacillifères dans leur famille.

Les 15 autres sont restés en milieu tuberculeux sans que rien n'ait été fait pour leur éviter les contagions.

La mortalité par maladies diverses n'a pas été plus forte chez les vaccinés que chez les non-vaccinés. Deux bronchopneumonies chez les vaccinés ont parfaitement guéri.

H. Buschmann conclut à l'innocuité parfaite de la vaccination. Selon lui, rien ne permet de penser que le BCG puisse faire retour à la virulence. Il se montre efficace à protéger contre l'infection naturelle. La méthode est simple et peu coûteuse.

De ses études expérimentales entreprises seul ou avec K. Lydtin sur les cobayes et les lapins, Bruno Lange, de l'Institut Robert Koch, est conduit à admettre que le BCG a perdu complètement sa virulence et qu'il ne peut pas la reprendre par passages dans l'organisme des animaux. Le cobaye peut supporter de grosses doses de culture injectées par voie parentérale sans provoquer de processus tuberculeux évolutif. Il se produit de petits foyers dans les viscères, comme l'ont constaté Kraus, Korchoune, Selter et Blumenberg; mais l'infection ne se développe pas. Elle ne se développe pas davantage après inhalation ou ingestion de BCG. Ces petits foyers guérissent et disparaissent. Si on les prélève chez les cobayes et les lapins, et qu'on les inocule à des animaux sains, on n'observe aucune récupération de virulence. Ses recherches lui ont montré que, contrairement aux résultats de Bessau, les cobayes inoculés avec le BCG acquièrent une sensibilité à la tuberculine beaucoup plus grande que ceux qui ont reçu des bacilles morts.

Par ingestion, même de doses énormes de bacilles tués, jusqu'à 1 gramme, B. Lange n'a pas pu sensibiliser à la tuber-

(1) *Monatschrift für Kinderheilkunde*, **37**, 1928, p. 393.

culine 18 cobayes, alors qu'avec le BCG 8 animaux sur 10 réagissaient. 10 cobayes qui avaient inhalé de grandes quantités de bacilles morts n'ont pas été sensibilisés, tandis qu'avec le BCG 5 animaux sur 8 sont devenus allergiques.

Par l'inoculation préventive on réussit à conférer aux cobayes, comme l'a dit Calmette, une certaine protection contre l'infection virulente; mais l'inoculation protectrice est limitée dans le temps. Elle se manifeste très efficace contre les infections par les souches peu virulentes, mais on la constate également vis-à-vis des souches très virulentes aussi bien lorsque l'infection par celles-ci est réalisée avec de petites doses par voie sous-cutanée que par les voies naturelles d'inhalation.

D'une manière générale, B. Lange confirme les résultats de A. Calmette sur l'innocuité et sur les propriétés immunisantes de sa culture. Il a récemment essayé de répéter les expériences de S. A. Petroff, mais il n'est pas parvenu à obtenir les mêmes résultats.

Dans son très intéressant travail O. Kirchner s'est appliqué à exalter la virulence du BCG par passages successifs et réinoculations sur la cornée du lapin. Il a pu réussir à faire trois séries de 5 à 6 passages, mais pas plus. Il arrive à cette conclusion que le BCG est bien réellement un bacille dont l'atténuation de la virulence est fixée.

A Francfort-sur-le-Mein, Kolle et Igersheimer ont fait des expériences d'inoculation de bacilles bovins virulents dans la chambre antérieure de l'œil de lapins vaccinés au BCG par voie intraveineuse. Ils ont constaté que, chez les vaccinés, la lésion de l'iris reste locale, tandis que chez les non-vaccinés elle aboutit très vite à la généralisation du processus tuberculeux.

III. — République Argentine.

En République Argentine, le Dr Andréas R. Arena, directeur des Services d'Hygiène de La Plata, a pris en main la diffusion du BCG pour la vaccination préventive des nouveau-nés. Celle-ci est mise très régulièrement en pratique depuis 1925 pour tous les enfants nés de mères tuberculeuses à la Maternité modèle de l'hôpital Tornu. Au 31 août 1928, 231 enfants y avaient été vaccinés. Jusqu'à un an la mortalité par tuberculose (méningite) a été, parmi ces enfants, de 1,1 p. 100 et la mortalité générale de 21,0 p. 100. Aucun incident n'a été observé et le développement des nourrissons prémunis est absolument normal.

D'autres vaccinations, au nombre de 715 jusqu'au 1er septembre 1928, ont été faites par divers médecins dans la province de Buenos Aires, exclusivement dans des familles tuberculeuses. Aucun incident n'a été observé.

D'autre part, des expériences sur les animaux ont été faites au laboratoire du Ministère de l'Agriculture par les Drs Santiago S. Quiroya, Abel Rottgardt et Raphael Seisso, d'abord sur des cobayes, puis sur des porcelets. Elles ont permis de constater que le BCG est parfaitement inoffensif pour ces animaux, et de vastes essais sont en cours pour rechercher si la méthode est applicable à la vaccination préventive de la tuberculose porcine, ainsi que quelques expériences préliminaires tendent à le faire espérer.

IV. — Australie.

M. Harold Woodruff, directeur de l'École vétérinaire de Melbourne, a entrepris des expériences de vaccination avec le BCG dont il a reçu de l'Institut Pasteur une culture, mais aucun rapport récent ne nous est parvenu à leur sujet.

V. — Autriche.

R. Kraus et Gerlach, de Vienne, ont publié depuis trois ans de très importants travaux expérimentaux sur le BCG. Après de nombreuses expériences dont les résultats lui avaient d'abord paru être en contradiction avec les nôtres, R. Kraus estime que le BCG peut déterminer dans l'organisme animal la formation de cellules tuberculeuses; qu'en conséquence on ne peut pas dire qu'il est dépourvu de toute propriété *pathogène*, mais que, par contre, il n'est certainement pas *nosogène*, c'est-à-dire qu'il est incapable de produire des lésions de tuberculose évolutives. Pour lui, l'innocuité du BCG est évidente et il est, à cet égard, en complète contradiction avec les faits publiés par Chiari. Edm. Nobel et Alf. Solé, de l'École pédiatrique de Pirquet. Il faut d'ailleurs reconnaître que les expériences relatées par ces derniers ne sont rien moins que démonstratives.

En collaboration avec Gerlach, R. Kraus a entrepris des expériences d'inoculation de tuberculose virulente par scarification sur le sourcil des singes, comparativement chez des singes vaccinés par le BCG et chez des singes non vaccinés, suivant la technique que R. Kraus avec Grosz et Volk avaient instituée précédemment pour montrer les effets des réinfections chez les animaux vaccinés par une primo-infection bénigne.

Ces expériences ont prouvé que, chez les singes non vaccinés, la tuberculose se généralise, tandis qu'elle reste locale et peu agressive chez les singes vaccinés.

R. Kraus a invité les autorités sanitaires à permettre en Autriche, sous leur contrôle, l'essai de la méthode de prévention de la tuberculose sur les enfants d'après Calmette, et sa large expérimentation sur les bovidés.

VI. — Belgique.

Dès 1924, le professeur Malvoz et son assistant le Dr J. van Beneden organisaient à l'Institut de Microbiologie de l'Université de Liége un service de préparation et de distribution du BCG et incitaient les médecins à en faire usage. Leur propagande fut si efficace que le nombre des enfants vaccinés dans les provinces de Liége, de la Flandre orientale et du Luxembourg, s'est rapidement accru.

En 1924, le nombre des enfants vaccinés était de *38*. En 1925, on passait à *147*; en 1926, à *383*; en 1927, à *867* et pour les sept premiers mois de 1928 on a déjà atteint *1.200*.

« Pas la moindre ombre au tableau jusqu'à présent », nous écrit, à la date du 1er septembre, le Dr J. van Beneden. « Quelques histoires très typiques de familles profondément infectées et où l'on comptait une succession de méningites tuberculeuses chez les bébés jusqu'au jour où l'on administre le vaccin. Nous n'avons qu'éloges et encouragements. »

Le Dr Herman, à l'Institut d'Hygiène de Mons, prépare également le BCG pour les provinces de l'Ouest de la Belgique.

VII. — Brésil.

Des expériences préalables, faites à l'Institut Oswaldo Cruz, de Rio de Janeiro, ayant démontré l'innocuité de la culture BCG pour les cobayes et pour les lapins, même par inoculation intra-cérébrale à ces derniers animaux, jusqu'à la dose formidable de 30 milligrammes, le directeur de cet Institut, Dr Carlos Chagas, après entente avec l'Institut Vital Brazil, de Nictheroy, et la Ligue Brésilienne contre la tuberculose, a résolu d'étendre, depuis avril 1927, la vaccination des enfants par la méthode de Calmette, qui avait été employée à titre d'essai depuis 1925. Jusqu'au 30 juin 1928, 656 enfants, exposés pour la plupart au contact de bacillifères, avaient été vaccinés. Ils se développent dans d'excellentes conditions et sans incidents.

D'autre part, d'avril 1926 à avril 1928, avec le concours du professeur O. Dupont, de l'École Supérieure d'Agriculture et de Médecine Vétérinaire, dans un élevage particulièrement infecté (80 p. 100) de tuberculose bovine, A. de Assis a vacciné 45 veaux qui furent laissés en cohabitation étroite et continue avec des animaux tuberculeux, et revaccinés après un à deux ans, chaque fois avec des doses de 50 à 100 milligrammes de BCG.

Les veaux vaccinés se sont développés normalement et aucun d'entre eux, à l'expiration de la seconde année, ne présentait le moindre signe d'infection tuberculeuse, bien qu'ils eussent été exposés à une contamination profuse et continue, et que les témoins sacrifiés aient tous présenté des lésions caractéristiques.

Il a été décidé de poursuivre l'utilisation du BCG en vue de la prophylaxie de la tuberculose, simultanément chez les enfants et chez les bovins.

VIII. — Grande-Bretagne.

Jusqu'à présent les services sanitaires publics n'ont pris aucune décision au sujet de la préparation du BCG et de son emploi. Quelques vaccinations discrètes, — on pourrait presque dire clandestines — ont été faites à Londres, à Glasgow, à

Leeds, à Manchester, à Cardiff et dans quelques autres localités, avec des doses de vaccin demandées à l'Institut Pasteur de Paris et expédiées par avion, sur demande de médecins, à des familles tuberculeuses. Aucune de celles-ci n'a eu à le regretter, car aucun incident ne nous a été signalé.

Des recherches expérimentales ont été effectuées par Stanley Griffith à Cambridge, par S. Lyle Cummins à Cardiff, par B. A. O'Brien, C. C. Okell et H. J. Parish, des Wellcome Physiological Research Laboratories. Elles sont toutes confirmatives de l'innocuité du BCG pour les animaux d'expériences.

IX. — Bulgarie.

Le vaccin BCG est préparé et distribué par l'Institut d'Hygiène de Sofia (professeur T. Petroff), depuis octobre 1926, après avis favorable du Conseil supérieur de Médecine et sur la demande de la Direction de la Santé publique.

En 1927, 352 enfants avaient été vaccinés : dont *16* au contact de mère tuberculeuse, *11* de père, *3* de père et mère et *18* de collatéraux tuberculeux. *176* autres vivaient dans un milieu très éprouvé par la tuberculose. 1 seul enfant, en contact avec père et mère phtisiques, et qui avait été vacciné trop tardivement (du onzième au quinzième jour), est mort à l'âge de trois mois de broncho-pneumonie catarrhale probablement tuberculeuse, mais l'autopsie n'a pas pu être faite.

Parmi les autres vaccinés il y a eu 12 morts de maladies non tuberculeuses. La mortalité générale a donc été de 5,8 p. 100 chez les vaccinés et la mortalité tuberculeuse de 0,48 p. 100. « Convaincu de l'efficacité du vaccin, écrit le professeur T. Petroff, je le considère comme le moyen le plus sûr pour la prévention de la tuberculose dans mon pays, surtout actuellement en présence des conditions sociales et économiques si défectueuses et du manque d'éducation hygiénique. »

X. — Canada.

L'École d'Hygiène sociale appliquée de l'Université de Montréal (Directeur : Dr A. Baudouin) assure la préparation, la distribution et l'administration du BCG par ses infirmières visiteuses après entente avec les médecins. Du 23 juin 1926 au 30 juin 1928 *615* enfants avaient été vaccinés, dont *113* étaient, à cette dernière date, âgés de plus d'un an; *53* vivent en contact bacillifère. Jusqu'à présent *27* décès ont été enregistrés, tous de maladies non tuberculeuses. La mortalité générale est donc de 4,3 p. 100 et la mortalité tuberculeuse *nulle* chez les vaccinés.

Une Commission de Recherches sur la tuberculose a été instituée dans la province d'Alberta, en vue d'expérimenter la méthode de vaccination des jeunes bovins par le BCG.

Cette Commission, dont le Ministre de l'Hygiène M. Bow est président, comprend toutes les autorités scientifiques de l'Université et de la Province. Le rapporteur est le professeur Allan C. Rankin. Elle a établi un rapport préliminaire sur les recherches qu'elle poursuit depuis octobre 1925. D'après ce rapport, non seulement le BCG s'est montré inoffensif et incapable de provoquer des lésions tuberculeuses évolutives, mais ses propriétés prémunisantes ont été mises en évidence, notamment par une expérience portant sur 23 jeunes bovins dont 7 témoins et 16 vaccinés. Les vaccinés ont été d'abord nourris avec du lait pasteurisé pendant deux mois, puis mis en contact avec un troupeau tuberculeux et nourris avec du lait contenant des bacilles. Un an plus tard, ils ont été abattus et aucun d'entre eux ne présentait de traces de lésion tuberculeuse, alors que tous les témoins sauf un seul étaient gravement infectés.

L'expérience est actuellement étendue sur une vaste échelle dans les conditions de la pratique rurale.

XI. — Chili.

Le BCG est préparé pour la vaccination des veaux par le laboratoire de M. Descazeaux et, pour la vaccination des enfants, par le Dr M. A. Sepulveda à l'hôpital Husmul.

Depuis le début de 1927 jusqu'au 1er janvier 1928, *600* enfants avaient été vaccinés, dont *80* dans la seule clinique du Monckeberg et *120* dans celle du Dr O. Salas. La plupart proviennent de parents tuberculeux.

« Nous sommes à même d'affirmer, nous écrit le professeur

Fontecilla, que l'innocuité du procédé est absolue. Aucun des vaccinés n'a présenté la moindre réaction pathologique, ni d'affection suspecte de nature bacillaire. »

XII. — Cuba.

Le Dr Oscar Jaime, professeur à la Faculté de Médecine de La Havane et directeur du Dispensaire de la Ligue contre la tuberculose, a entrepris une vigoureuse campagne de propagande en faveur de l'emploi du BCG qui est préparé par le laboratoire de la Ligue et par le laboratoire national de Cuba. Des vaccinations d'enfants nouveau-nés de parents tuberculeux ont été effectuées d'abord à l'hôpital municipal depuis les derniers mois de 1927.

XIII. — Espagne.

Le BCG est préparé à Barcelone par le laboratoire du professeur Sayé; à Madrid par l'Institut Alfonso XIII et par l'Institut Llorente (Dr Megias) depuis 1926.

De Madrid, nous avons reçu en janvier 1928 un rapport du directeur de l'Institut Llorente, rendant compte des vaccinations faites par plusieurs cliniciens, pédiatres et accoucheurs sur 358 nouveau-nés, en réservant 880 autres nouveau nés non vaccinés par comparaison. La mortalité tuberculeuse, à la fin de la première année, était pour les vaccinés de *1,1 p. 100*. Pour les non vaccinés, elle s'élevait à *12 p. 100*, tous contrôlés par l'autopsie.

A l'Institut Alfonso XIII, le Dr Partearroyo a fait des recherches expérimentales dans le but de voir s'il est possible de remonter la virulence du BCG pour les animaux de laboratoire. Il n'y est pas parvenu. Plus de 300 enfants avaient été vaccinés, avec le BCG préparé par lui, à la Maternité « La Inclusa » de Madrid.

Le professeur Sayé suit lui-même 258 enfants en contact tuberculeux grave pour la plupart, et qu'il a vaccinés depuis quatre ans à Barcelone, en même temps qu'un groupe de 101 témoins vivant dans les mêmes conditions que les vaccinés.

La mortalité tuberculeuse chez les vaccinés a été de 1,8 p. 100 et la mortalité générale de 13,0 p. 100.

Parmi les 101 témoins, 36 sont morts de tuberculose, dont 22 (21,8 p. 100) au cours de leur première année et 12 (13 p. 100) au cours de la deuxième. La mortalité tuberculeuse jusqu'à quatre ans pour ce groupe des non-vaccinés vivant en milieu tuberculeux a été de 25,7 p. 100 et la mortalité générale de 48,5 p. 100. Jusqu'à l'âge d'un an, la mortalité générale a été pour les non-vaccinés de 28,7 p. 100 et pour les vaccinés de 16,0 p. 100.

Le professeur Sayé a étudié avec grand soin, en s'aidant de la radiographie, les réactions ganglionnaires chez les vaccinés. Il constate que ces réactions sont presque constantes, ce qui témoigne de l'absorption intestinale du BCG, et qu'elles se résolvent sans incidents pathologiques.

Il conclut à l'innocuité et à l'efficacité évidente de la vaccination par le BCG.

XIV. — Etats-Unis d'Amérique.

Une expérience restreinte a été entreprise depuis dix-huit mois et est suivie avec le plus grand soin par l'éminent bactériologiste William H. Park, directeur des laboratoires du département de la Santé publique de l'Etat de New-York. En voici le compte rendu d'après une lettre datée du 24 août 1928 :

« Nous avons maintenant *118* enfants vaccinés et 289 sont conservés comme témoins non vaccinés. La mortalité générale des témoins est de *14 p. 100* et la mortalité tuberculeuse de *7,2 p. 100*.

« Parmi nos bébés vaccinés, 16 ont plus d'un an, 17 vivent dans des familles où existent des cas de tuberculose ouverte, 45 en présence de tuberculoses fermées.

« Sept des enfants vaccinés sont morts de maladies non tuberculeuses : un à l'âge de quinze jours de broncho-pneumonie : un à quatre mois, dont l'autopsie n'a pas permis de découvrir la cause du décès ; deux à cinq semaines d'entérite ; un à quinze jours de malformation cardiaque ; un à trois mois d'otite ; un à quinze jours de débilité congénitale (prématuré).

« L'autopsie a pu être faite pour quatre de ces enfants et chez aucun on n'a trouvé trace de tuberculose.

« Un seul enfant vacciné est mort à l'âge de quatre mois de tuberculose miliaire. Sa mère était morte immédiatement après l'accouchement, aussi de tuberculose miliaire, et l'enfant n'avait pas été en contact avec elle. Il s'agissait évidemment là d'un cas de tuberculose héréditaire.

« La *mortalité par tuberculose* chez les *vaccinés*, en comptant le cas qui précède, est de *0,8 p. 100* et leur *mortalité générale* de *6,7 p. 100*. »

D'autres vaccinations ont été faites à New-York (Post Graduate Medical School and Hospital) par le Dr Adelaïde B. Bayliss. Malheureusement les rapports qui les concernaient, et qui étaient très favorables, ont été détruits par un incendie.

Les recherches expérimentales entreprises par le professeur Maximov (1) à l'Université Rockefeller, de Chicago, sont particulièrement intéressantes. Elles ont eu pour objet d'étudier comment se comportent les cultures de tissu lymphatique du lapin vis-à-vis du BCG d'une part, et vis-à-vis des bacilles bovins virulents d'autre part. Elles ont montré que, tandis que les bacilles virulents exercent une action toxique sur les phagocytes, même à une certaine distance, le BCG est parfaitement inoffensif pour ceux-ci, ainsi que pour les éléments lymphoïdes qui sont cependant les plus sensibles.

XV. — Grèce.

Dès le 14 avril 1925, la Croix-Rouge hellénique organisa un service de vaccination des nouveau-nés contre la tuberculose, d'abord à la Maternité de l'hôpital des réfugiés d'Athènes, puis dans les dispensaires. Ce service, dirigé par Mlle H. Vassilopoulo, avait assuré, jusqu'au début de 1928, la prémunition de 699 enfants. Le vaccin est préparé par l'Institut Pasteur d'Athènes (directeur le Dr Georges Blanc).

74 de ces enfants sont demeurés en contact avec des parents tuberculeux et 633 en milieu indemne ou sans contact ; 37 étaient nés de mères tuberculeuses.

(1) *Annales de l'Institut Pasteur*, mars 1928, p. 225.

La *mortalité tuberculeuse* de ces enfants a été de *0,8 p. 100* (1 seul décès par athrepsie et broncho-pneumonie peut-être tuberculeuse) alors qu'elle est de 12 décès par tuberculose pour 100 décès de toutes causes, à Athènes, parmi les enfants de zéro à quatre ans *non vaccinés*, vivant en contact bacillifère et contrôlés par les services de visiteuses de la Croix-Rouge.

XVI. — Hollande.

Le Dr Heynsius Van den Berg, président de la Société antituberculeuse d'Amsterdam, avait vacciné lui-même, de janvier 1926 jusqu'en fin 1927, 80 nouveau-nés, *tous en milieux tuberculeux*. Ils se sont tous développés normalement. Ces enfants se sont montrés résistants aux maladies habituelles de l'enfance : rougeole, coqueluche, etc... Il ne s'est produit qu'un seul décès par maladie présumée tuberculeuse chez un enfant de dix-huit mois. Un autre parmi les vaccinés est mort de syphilis congénitale.

50 enfants, placés dans des conditions identiques, servaient de témoins. Au bout de dix-huit mois, *12* avaient contracté la tuberculose (24 p. 100) et 8 (18 p. 100) étaient morts. En outre, un de ces enfants témoins avait succombé à une pneumonie. Tous ces enfants, morts à l'hôpital, ont été autopsiés.

Le Dr H. Van den Berg cite l'observation particulièrement intéressante d'un enfant vacciné, âgé de vingt mois, dont la mère était gravement malade de tuberculose pulmonaire et qui est demeuré parfaitement sain, alors qu'une petite cousine, âgée de vingt-deux mois, non vaccinée, contractait la tuberculose par la même source de contage. On peut admettre que cette petite cousine n'a pas pu se contaminer ailleurs ; elle visitait régulièrement sa tante malade et partageait souvent son lit.

Les professeurs Aldershoff (d'Utrecht) et van Loghem (d'Amsterdam) ont fait, séparément, des recherches expérimentales sur le BCG. Ils sont arrivés à cette conclusion que le BCG est inoffensif, qu'il ne produit pas, chez les animaux, de lésions tuberculeuses réinoculables et que sa virulence n'a pas été modifiée, même après des séries de 21 cultures sur pomme de terre, en présence de sérum de cheval non chauffé glycériné.

XVII. — Hongrie.

Le professeur Koranyi et le professeur Bokay organisent depuis quelques mois la vaccination préventive des nourrissons à la clinique d'accouchement de l'Université de Budapest. Le vaccin est préparé par le professeur Hugo Preisz.

XVIII. — Indo-Chine.

De 1925 au 1er janvier 1928, l'Institut Pasteur de Saïgon communiquait que 18.000 enfants annamites avaient été vaccinés par les Services des Maternités de Saïgon et de Cholon, dont 17.000 en 1927. A Hanoï, où la préparation du BCG est également assurée par l'Institut Pasteur de cette ville, 6.500 enfants ont été vaccinés en 1927.

Beaucoup de ces enfants sont surveillés par les dispensaires annexés aux maternités. Aucun incident n'a été observé. La vaccination est facilement acceptée et même réclamée par les familles indigènes. Le corps médical et le public la considèrent comme absolument inoffensive.

XIX. — Italie.

Une large expérimentation du BCG sur un grand nombre d'animaux (bovins et chèvres), puis sur les enfants, a été entreprise dès la fin de 1925, par le professeur Alberto Ascoli, à Milan et dans toute l'Italie du Nord, et peu après (début de 1926), à Bologne, par le professeur Ottolenghi.

En juillet 1928, le professeur A. Ascoli publiait une statistique de 222 enfants vaccinés en Lombardie, en Vénétie et en Toscane, dont 22 étaient âgés de deux à trois ans, 122 étaient nés de mère tuberculeuse, 50 de père tuberculeux, 20 de père et mère tuberculeux.

Pour ces enfants vaccinés, la mortalité générale fut de 9,9 p. 100 et la mortalité tuberculeuse de 0,4 p. 100 (un seul décès de tuberculose probable, non contrôlé).

XX. — Japon.

Le BCG est étudié au laboratoire du professeur Sata et à la clinique de tuberculose de l'École de Médecine d'Osaka, par les Drs Sake, A. Imamura et M. Takahashi, qui ont déjà publié un résumé de leurs premières recherches dans les *Annales de l'Institut Pasteur* (1).

Les expériences ont montré qu'il suffit d'une dose de BCG de 0 milligr. 01 pour sensibiliser les cobayes à la tuberculine et pour produire une immunité locale (cutanée).

Les doses inférieures à 0 milligr. 01 sont inefficaces.

Elles ont montré aussi qu'on peut immuniser les cobayes avec une dose appropriée de BCG contre l'infection intestinale par le bacille tuberculeux virulent, type humain, et l'immunité est évidente, alors même que, chez ces animaux, l'intradermo-tuberculination donne des résultats négatifs.

A la date du 18 juin 1928, le professeur Sata nous informait qu'il avait acquis la certitude de l'innocuité parfaite du BCG pour les animaux de laboratoire.

XXI. — Lettonie.

Le professeur Kirchenstein, à Riga, prépare le BCG depuis février 1925. Jusqu'au 31 décembre 1926, on avait vacciné 28 enfants qui ont aujourd'hui de vingt mois à trois ans et demi. 3 sont morts de maladies non tuberculeuses. La mortalité générale de ces enfants vaccinés est de 11,5 p. 100. Leur mortalité tuberculeuse est nulle.

XXII. — Ile Maurice.

Il existe à l'Ile Maurice un laboratoire dirigé par deux anciens élèves de l'Institut Pasteur, les Drs Barbeau et Maya, qui, depuis 1925, se sont appliqués à répandre la vaccination

(1) *Annales de l'Institut Pasteur*, décembre 1927, p. 1130 et 1334.

par le BCG. Jusqu'au 31 décembre 1927, 2.400 nouveau-nés avaient déjà été prémunis, soit :

En 1925 (4 mois)	62
En 1926	792
En 1927	1.546

On avait pu, lors de la rédaction du dernier rapport (31 mars 1928), recueillir des nouvelles de 787 enfants vaccinés par 27 médecins. 32 étaient morts de maladies non tuberculeuses. Leur *mortalité générale* avait été seulement de *4 p. 100*, alors que la mortalité générale des enfants non vaccinés des mêmes âges dans l'île a été, du 1er septembre 1925 au 31 mars 1927, de *11,9 p. 100*.

Parmi les enfants vaccinés, 23 sont demeurés en contact avec leurs parents bacillifères. Tous se sont développés normalement malgré des conditions très défectueuses d'hygiène et d'habitation.

Du 16 juillet 1926 au 31 décembre 1927, *419 veaux* avaient été vaccinés par M. Lionnet, vétérinaire attaché au Service agricole de l'île. Ces animaux n'ont aucunement souffert dans leur croissance.

XXIII. — Norvège.

De très importantes expériences ont été entreprises, depuis le début de 1925, par J. Heimbeck et par O. Scheel, en vue d'appliquer la méthode de prémunition par le BCG aux sujets adolescents ou adultes qui ne réagissent pas à la tuberculine et qui, par suite, ne sont vraisemblablement pas encore infectés par le bacille tuberculeux. Ces expériences se poursuivent, d'une part à l'École d'infirmières de l'hôpital Ulleval d'Oslo, sur 89 élèves ; d'autre part, sur la population d'Oslo et de trois districts ruraux dans lesquels 1.393 sujets de divers âges ont été vaccinés avec des doses variant de 0 milligr. 05 à 0 milligr. 01 de BCG. Le Dr Heimbeck a déjà publié deux mémoires relatifs à ces essais dans les *Annales de l'Institut Pasteur* (1). Ses résultats et aussi ceux du Dr O. Scheel sont des plus encourageants et conformes à ceux qu'ont obtenus B. Weill-Hallé à Paris, J. Parisot à Nancy, à Wallgren à Göteborg.

(1) *Annales de l'Institut Pasteur*, février 1928, p. 170 et août, p. 956.

XXIV. — Pologne.

Depuis février 1926, la Direction générale de la Santé et l'Union des organisations antituberculeuses de Pologne ont commencé à utiliser la méthode de vaccination par le BCG qui est préparé par l'Institut d'hygiène et de sérothérapie de l'État. Un Comité spécial de vaccination est présidé par le professeur Michalowicz, directeur de la clinique des maladies des enfants à Varsovie.

Jusqu'au 1er juin 1928, 349 enfants avaient été vaccinés à Varsovie et 601 à Poznan. Les enfants vaccinés, dont plusieurs sont maintenant âgés de plus de deux ans, se développent normalement et n'ont présenté aucun état morbide suspect de tuberculose. Outre Varsovie et Poznan, les villes de Wilno, Gestochowa, Lodz, Suprasl et Pabjanice ont organisé des services de vaccination par le BCG.

De très intéressantes recherches ont été effectuées à Poznan par le Dr et Mme Zeyland (1) en vue de découvrir des éléments de BCG dans les organes des enfants vaccinés par voie buccale à leur naissance, et morts de diverses maladies. Ces savants ont pu effectuer 34 autopsies et, sauf pour un enfant qui n'a pas été isolé après la vaccination et qui a vécu dans un milieu tuberculeux, aucun n'a présenté de lésions tuberculeuses. Dans trois cas, il a été possible d'obtenir des cultures de BCG provenant, entre autres, d'un enfant mort d'érysipèle à l'âge de trois mois. Les cobayes inoculés avec ces cultures sont demeurés indemnes, ce qui prouve que le BCG n'avait pas augmenté de virulence par ce séjour dans l'organisme de l'enfant, et ce qui prouve aussi que le BCG est absorbé par l'intestin.

Un mémoire précédent des mêmes auteurs, inséré dans les *Annales Pasteur* (2), avait montré que, dans les conditions de la vaccination antituberculeuse, le BCG est inoffensif et que les lésions nécrotiques produites chez les animaux par l'inoculation de grosses doses de culture résultent de ce que les bacilles sont

(1) *Annales de l'Institut Pasteur*, **41**, décembre 1928.
(2) *Annales de l'Institut Pasteur*, **41**, juin 1928.

agglomérés dans les tissus. Ces lésions, non réinoculables, sont identiques à celles que déterminent les injections de bacilles BCG ou de bacilles virulents tués par chauffage.

XXV. — Roumanie.

Une vaste expérience de vaccination des nouveau-nés se poursuit en Roumanie, depuis la fin de 1926, sous la direction du professeur J. Cantacuzène. Deux centres de préparation du vaccin existent actuellement : l'un à l'Institut de sérothérapie de Bucarest, l'autre à l'Institut d'Hygiène de Jassy, ce dernier sous la direction du professeur Ciuca.

A la fin de mars 1928, deux ans après les premiers essais, le nombre des enfants vaccinés était de 9.274, dont 6.083 pour Bucarest, *soit 64,9 p. 100 des naissances*. 413 étaient âgés de plus d'un an.

A Craiova, sur 970 naissances, 695 enfants ont été vaccinés et 275 restaient comme *témoins non vaccinés*. Or, *la mortalité générale fut de 26,4 p. 100 chez les non-vaccinés* et de *6,4 p. 100 chez les vaccinés*

A Jassy, la *mortalité générale* a varié, pendant les trois dernières annés, entre *14,95* et *15,30 p. 100 chez les non-vaccinés* de moins d'un an. Elle n'a été, en 1927, que de *5 p. 100* chez les vaccinés.

La mortalité tuberculeuse a été presque nulle : 1 mort à Bucarest sur 5.767 vaccinés, et une autre à Craiova sur *695 vaccinés*. Les deux appartenaient à des familles de tuberculeux.

Comme conclusion de son rapport, présenté en avril 1928 à l'Office international d'hygiène, le professeur Cantacuzène écrit : « L'efficacité de la vaccination antituberculeuse par le BCG apparait évidente et son innocuité est parfaite. »

Les Drs Nasta et Catzap ont fait des recherches expérimentales dans le but d'exalter la virulence du BCG en injectant celui-ci à la dose de 10 milligrammes par voie sous-cutanée et en traitant ensuite les animaux par des injections répétées de tuberculine. Tout en réagissant nettement à cette substance, les cobayes n'ont présenté aucun signe d'activation de l'infection. Le BCG est resté, pour eux, inoffensif.

XXVI. — Suède.

Plusieurs laboratoires assurent la préparation du BCG : à Stockholm le service de Pédiatrie du professeur Yundell, à Göteborg le Dr Wassen pour le service de Pédiatrie du professeur Wallgren, à Upsal le Dr Carl Naeslund.

Dès 1925, le Dr C. Krikork avait pratiqué la vaccination BCG chez les enfants nés de femmes tuberculeuses traitées au sanatorium de Falkenberg. Dans une lettre du 14 mars 1928 il nous écrivait qu'il avait jusqu'alors vacciné 16 enfants et il ajoutait : « Aucun n'est mort et il semble qu'ils soient dans la vérité ceux qui prétendent que les enfants vaccinés se développent mieux que les autres, toutes conditions égales d'ailleurs. »

Le Dr Carl Neelsund, d'Upsal, nous informait que, d'accord avec la Société nationale suédoise contre la tuberculose, depuis la fin d'août 1927, une vaste application du BCG était entreprise dans la province de Norrbotten qui est particulièrement touchée par le fléau tuberculeux. En septembre 1928, 960 enfants avaient été déjà vaccinés sans incident et avec des résultats satisfaisants. Aucun n'a succombé jusqu'à présent à la tuberculose.

A Stockholm, les professeurs Yundell et Forssner ont d'abord vacciné (jusqu'au 15 novembre 1927) 120 veaux qui ont été placés, dans des étables infectées, avec un nombre égal de veaux témoins. Ces expériences se poursuivent et sont actuellement étendues à un plus grand nombre d'animaux. En même temps, on procède à la vaccination d'enfants de mères tuberculeuses dans les cliniques de pédiatrie.

De Falun, le Dr Malström nous écrivait le 23 décembre 1927 : « J'ai fait une enquête sur la mortalité dans la province de Carélie parmi les enfants nés et élevés dans un milieu tuberculeux, non vaccinés, mais surveillés par nos dispensaires. Sur 156 enfants de cette catégorie 18, soit 11,5 p. 100, sont morts avant la fin de la première année, dont 7, soit 4,5 p. 100, par maladies tuberculeuses avérées. De un à deux ans, la mortalité totale est 6,3 p. 100 dont 5,5 p. 100 par maladies tuberculeuses.

« J'ai vacciné 25 enfants, tous en contact tuberculeux, depuis août 1925 jusqu'en décembre 1927. Aucun n'est mort de tuberculose. Un seul a succombé à une broncho-pneumonie; 20 sont demeurés constamment en milieu contaminé. »

A Göteborg, le professeur Arvid Wallgren, depuis le début de 1927, poursuit, dans sa clinique de pédiatrie, des essais de vaccination par voie sous-cutanée d'enfants de divers âges élevés en milieu tuberculeux et non encore réagissants à la tuberculine. Après la vaccination, il les conserve dans son hôpital, à l'abri des contaminations virulentes, jusqu'à ce que l'allergie tuberculinique soit établie, c'est-à-dire pendant trois à huit semaines, puis il renvoie l'enfant dans le milieu tuberculeux. Tous ces enfants, au nombre de 33 (en octobre 1928), ne présentent aucune trace de tuberculose; aucun n'est mort. L'expérience se poursuit.

XXVII. — Suisse.

Le BCG est préparé à Zurich par le professeur Silberschmidt, et à Berne par le professeur Sobernheim ; mais le nombre des nouveau-nés qui ont été vaccinés jusqu'à présent dans les divers cantons ne dépasse guère une centaine.

Des expériences sur les animaux ont confirmé que la culture n'est pas virulente, malgré l'opinion contraire émise par le professeur Galli Valerio (de Lausanne), et basée sur l'observation de deux cobayes inoculés par lui avec du BCG, dont l'un, dit-il, a succombé après seize jours, l'autre après soixante-dix jours, avec des lésions tuberculeuses nettes. Les produits tuberculeux de ces deux cobayes, inoculés à deux autres cobayes, les tuèrent aussi, sans qu'on pût retrouver de bacilles dans leurs organes. Galli Valerio attribue la mort de ces derniers cobayes à l'intoxication par les produits des bacilles lysés.

Dans une note publiée par la *Revue Médicale de la Suisse Romande* (XLVII, 25 décembre 1927, page 1011), R. Girod et C. Debarge rapportent une observation avec autopsie d'un enfant prématuré, vacciné au BCG, et qui a succombé à l'âge de vingt-cinq jours à une gastro-entérite. Sa mère était tuberculeuse avérée.

Dans la moelle osseuse d'une vertèbre de cet enfant, on put découvrir quelques éléments bacillaires acido-résistants sans aucune lésion tuberculeuse, ni dans la moelle vertébrale, ni dans aucun autre organe. Cette constatation corrobore l'opinion du professeur Askanazy (de Genève) attribuant à la moelle osseuse le rôle de filtre du sang, et elle montre que le BCG absorbé par la voie buccale a traversé la muqueuse de l'intestin et s'est répandu dans les organes lymphatiques.

XXVIII. — Tchécoslovaquie.

L'Institut National Vétérinaire de Brno s'est chargé de préparer le vaccin BCG pour la prévention de la tuberculose des jeunes bovins. Un des membres de cet Institut, le Dr R. Harnach, s'est attaché spécialement à l'étude de la vaccination des oiseaux de basse-cour avec une souche de culture de BCG aviaire que l'Institut Pasteur lui a fournie.

Dans une première note publiée par les *Annales Pasteur* (1928), il a fait connaître les résultats très encourageants qu'il a pu obtenir, bien que la souche dont il a fait usage ne soit pas encore suffisamment atténuée (105 passages sur bile). Il a pu constater qu'on peut très bien vacciner par voie digestive les poules et surtout les jeunes poussins contre l'infection massive réalisée également par voie digestive avec des cultures virulentes.

XXIX. — Union des Républiques Socialistes Soviétiques (Russie).

De nombreux et importants travaux ont été entrepris à la suggestion du regretté savant Tarassewitch, dans plusieurs laboratoires et organisations d'hygiène de Russie. Mais c'est surtout la Commission Ukrainienne, instituée à Kharkoff pour l'étude du BCG, qui a publié toute une série de mémoires sur les expériences qu'elle a poursuivies sans interruption depuis trois années, tant sur la vaccination des jeunes bovins que sur celle des enfants nouveau-nés. Les trois premiers rapports de cette Commission ont paru dans les *Annales Pasteur* en 1927 et 1928.

Les membres de la Commission Ukrainienne se sont répartis la tâche et ont étudié la question du BCG sous toutes ses faces, au triple point de vue expérimental, clinique et anatomo-pathologique.

Le rapport expérimental, établi par le professeur Tzeknowitzer, confirme d'abord l'absence complète de pouvoir pathogène du BCG et la fixité des caractères de cette souche. Tous les efforts tentés pour rendre le BCG virulent ont échoué. On a essayé dans ce but les artifices de laboratoires les plus variés : inoculation à des animaux affaiblis par avitaminose ou intoxiqués, soit par des doses répétées de tuberculine, soit par des toxines telles que la toxine diphtérique, ou infectés par des microbes pathogènes tels que le streptocoque.

On s'est, d'autre part, rendu compte que le BCG éliminé par les glandes mammaires des animaux en lactation et anciennement vaccinés lors de leur jeune âge, ne s'est jamais montré virulent.

Contrairement à ce qu'a écrit S. A. Petroff, de Saranac (N. Y.), les passages de la culture par les testicules du cobaye n'exaltent pas la virulence, et il n'a pas été possible d'isoler de la culture des colonies virulentes et des colonies non virulentes.

Le Dr Iakhnis, qui fut spécialement chargé de l'expérimentation du BCG pour la vaccination des enfants dans les milieux tuberculeux, a vacciné, depuis septembre 1925 jusqu'au 1er août 1928, 695 enfants qu'il a pu observer régulièrement ; 290 d'entre eux sont aujourd'hui âgés de deux à trois ans et 202 de un à deux ans.

La mortalité générale des vaccinés a été de zéro à un an 5,2 p. 100 ; de un à deux ans 2,2 p. 100. Celle des témoins non vaccinés, vivant comme les vaccinés en milieu bacillifère, a été, de zéro à un an 8,3 p. 100, et de un à deux ans 4,1 p. 100.

La mortalité tuberculeuse a été, pour les vaccinés en familles bacillifères, de zéro à un an 2,5 p. 100 ; de un à deux ans nulle. Elle a été, pour les non-vaccinés vivant dans les mêmes conditions, de zéro à un an 16,9 p. 100 et de un à deux ans 9,8 p. 100.

Les observations des enfants prémunis au BCG en dehors de tout contact tuberculeux confirment l'innocuité parfaite de la méthode.

En trois années de travail, la Commission Ukrainienne a

fait porter ses recherches expérimentales sur un très grand nombre d'animaux : 700 cobayes, 300 lapins, 50 bovidés, 5 chèvres, 2 poulains, 6 singes. Elle a fait porter, en outre, ses observations cliniques et anatomo-pathologiques sur 800 nouveau-nés, et elle a pu pratiquer 50 autopsies d'enfants vaccinés et morts de diverses maladies, dont les organes ont été minutieusement étudiés et inoculés en cas de doute. Jamais ces inoculations n'ont réussi à tuberculiser les animaux d'expériences.

D'autres recherches ont été faites dans divers laboratoires, à Moscou, à Kief, à Leningrad. Elles ont abouti, dans leur ensemble, aux mêmes conclusions.

XXX. — Uruguay.

En novembre 1927 fut solennellement inauguré à Montevideo un dispensaire antituberculeux modèle, créé et dirigé par le Dr José Martirene, directeur de l'Assistance Publique. Ce dispensaire comprend un laboratoire qui assure la préparation et la distribution du BCG dans tout le pays.

Dès 1925, le Dr Moreau avait introduit en Uruguay la méthode de vaccination et de nombreux enfants ont, depuis lors, été prémunis.

La surveillance des enfants vaccinés est assurée par un personnel technique sélectionné et par des visiteuses sociales particulièrement éprouvées et dévouées. Les renseignements recueillis sont inscrits sur des fiches.

Jusqu'à présent (octobre 1928), on a vacciné au total 2.690 nouveau-nés, dont 1.521 à Montevideo. Il en est mort 39 et on a pu faire l'autopsie de 27 d'entre eux. Aucun n'a présenté de lésions tuberculeuses ou suspectes et aucun décès n'est dû à des maladies présumées tuberculeuses.

Tous les enfants survivants sont en bonne santé, présentent une taille et un poids normaux. Aucun ne présente la moindre manifestation bacillaire.

Le vaccin est très bien accueilli par les familles.

Les enfants de tuberculeux vaccinés et qui continuent à vivre au contact de leurs parents bacillifères (ils sont au nombre de 61, dont 12 nés de mères tuberculeuses) sont en parfaite santé. Deux seulement sont morts de bronchite grippale.

Les enfants de parents sains, vaccinés, se développent normalement. Aucun d'entre eux n'a contracté la tuberculose.

Aucun des cobayes inoculés avec le BCG pour contrôle n'a présenté la moindre manifestation tuberculeuse.

XXXI. — Yougoslavie.

Deux centres de préparation et de distribution de vaccin BCG existent actuellement : à Belgrade (Institut d'Hygiène, professeur Rancowitz) et à Dubrovnik (Dr Igor M. Asherhov). En 1927 et jusqu'en septembre 1928, 321 enfants avaient été vaccinés, soit à la clinique d'accouchement, soit à la maternité de l'hôpital national à Belgrade. Quelques autres vaccinations ont été faites dans le département de Kragujevad. Tous les enfants vaccinés vivent en milieu baccillifère. A la fin de cette première année, la mortalité par tuberculose était nulle. Dans un orphelinat de Belgrade, le professeur Radossavlievitch a inoculé par voie sous-cutanée 14 enfants de six à dix-sept ans avec 0 milligr. 25 à 0 milligr. 1. Presque tous ont fait un abcès local, sans aucune complication, et leur état de santé est demeuré excellent.

∴

Tels sont les renseignements qu'à la date du 1er octobre 1928 l'Institut Pasteur a pu recueillir sur l'emploi du BCG, soit pour l'expérimentation, soit pour la prévention de la tuberculose humaine, dans les divers pays autres que la France.

SECTION D'HYGIÈNE DE LA SOCIÉTÉ DES NATIONS

Résolutions de la Conférence internationale du BCG.

(Paris, 15-19 octobre 1928.)

Cette assemblée était composée de 18 experts désignés par la Section d'Hygiène de la Société des Nations : six cliniciens, six bactériologistes et six vétérinaires.

Elle se divisa en trois Commissions. Il fut décidé, toutefois, que la Commission des bactériologistes et celle des vétérinaires siégeraient ensemble pour ce qui était de l'étude expérimentale des effets du BCG sur les petits animaux de laboratoire.

Les trois Commissions apportèrent à la séance plénière de clôture, le 19 octobre, les résolutions ci-après qui furent adoptées au cours de cette séance.

I. — Commission des bactériologistes.

(*Médecins et vétérinaires réunis.*)

1° *L'unanimité* des bactériologistes présents à la Commission estime que les résultats expérimentaux autorisent à conclure que le BCG constitue un vaccin inoffensif (Ascoli, Berger, Bordet, Cantacuzène, Frenkel, Gerlach, Kraus, Neufeld, Nowak, Remlinger, Tzekhnowitzer, Vallée, Zeller).

Toutefois, M. Nobel (de Vienne, clinicien entendu sur sa demande) soutient que « dans des conditions exceptionnelles le BCG est susceptible de développer chez les animaux de laboratoire une tuberculose mortelle ».

2° La Commission estime que, de l'ensemble des faits expérimentaux publiés, relatifs aux animaux de laboratoire, il résulte de la façon la plus nette *que le BCG ne produit pas de tuberculose évolutive* (progediente tuberculose, progressive tuberculoso).

II. — Commission des cliniciens.

Il ressort des documents dont la Commission a pris connaissance :

1° Que le BCG administré *per os* aux nouveau-nés dans les dix premiers jours de la vie, et par voie sous-cutanée aux enfants plus âgés et aux adultes, se montre inapte à provoquer des lésions tuberculeuses virulentes.

2° Que, en ce qui concerne les propriétés prémunisantes du BCG vis-à-vis de la tuberculose, la vaccination par le BCG provoque un certain degré d'*immunité*.

Mais de nouvelles recherches portant sur les vaccinés, s'étendant sur une plus longue période et effectuées d'une manière uniforme, et particulièrement une connaissance plus approfondie de la morbidité et de la mortalité tuberculeuses parmi les sujets de différents âges et de différents milieux, *non-vaccinés* et *vaccinés*, sont nécessaires avant que la Commission puisse juger définitivement de la valeur de la vaccination antituberculeuse par le BCG (Léon Bernard, Heimbeck, Nobel, Ronzoni, Sayé, Schlossmann).

III. — Prophylaxie de la tuberculose bovine. Commission des vétérinaires.

Première résolution : Il résulte de l'ensemble des faits expérimentaux recueillis et de l'avis unanime des praticiens qui ont utilisé le BCG chez les bovidés, que la vaccination selon la technique de Calmette et Guérin chez les animaux de l'espèce bovine se montre d'une parfaite *innocuité*.

Deuxième résolution : Les mêmes faits expérimentaux et les observations recueillies dans la pratique du BCG chez les bovidés témoignent, d'une façon certaine, que cette souche de bacilles possède des *qualités prémunisantes* vis-à-vis de l'infection tuberculeuse expérimentale et naturelle.

Ces qualités prémunisantes reconnues *autorisent* et *encouragent* l'extension de l'expérimentation du BCG dans la prophylaxie de la tuberculose bovine (Ascoli, Berger, Frenkel, Gerlach, Kraus, Vallée, Zeller).

Ces résolutions ont été entérinées et le programme de recherches adopté par la Section d'Hygiène de la Société des Nations, siégeant à Genève le 29 octobre 1928.

31959. Imprimerie de la Cour d'Appel, 1, rue Cassette, Paris. — 1928.

www.ingramcontent.com/pod-product-compliance
Ingram Content Group UK Ltd.
Pitfield, Milton Keynes, MK11 3LW, UK
UKHW022129260726
13993UKWH00003B/1326